SCORPIO

EDITH GLOOR

HOLY SHIT
MEINE WELTENREISE VON DER QUERSCHNITT-LÄHMUNG ZUM AUFRECHTEN GANG

SCORPIO

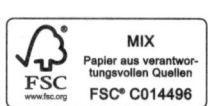

© 2015 Scorpio Verlag GmbH & Co. KG, München
Umschlaggestaltung: Sabine Fuchs, Oberhaching/München
Umschlagmotiv: Francesco del Cossa, Verkündigung (Detail).
bpk / Staatliche Kunstsammlungen Dresden / Hans-Peter Kult
Satz: BuchHaus Robert Gigler, München
Druck und Bindung: GGP Media GmbH, Pößneck
ISBN 978-3-95803-005-3

INHALT

Oiw, gib mir, dass ich schön werde in der Seele,
versöhnt mit dir und der Welt.

Keltisches Gebet

ERWACHEN

Von sehr weit weg dringen an- und abschwellende Geräusche zu mir. Klopfen, Piepsen, Stöhnen, Saugen, Menschenstimmen, Sirenengeheul, Plätschern. Rote Lichterkugeln, vielleicht auch weiße, leuchten kurz auf, für Sekunden schwebt ein spiralförmiges Etwas an mir vorbei. Dann verschwindet alles wieder im Nebel, und ich sinke erneut in Stille und Nichts. Ich versuche die Signale, die wie aus einer fernen Welt gesendet werden, festzuhalten. Die Augenlider gehorchen mir nicht. Wohlig schweben Licht und Dunkel und die nicht zu identifizierenden Geräuschfetzen an mir vorbei. NASA-Zentrum, denke ich. Ich denke? Kaum. Es handelt sich bloß um eine Empfindung, die mich leicht streift. Die Spirale taucht ein zweites Mal auf, jetzt für mehr als nur einen Augenblick. Sie berührt meine Nase. Dann ist sie jäh wieder weit weg, so weit weg, als würde ich mit einem Fernrohr in den Himmel blicken und dort die Geburt einer Galaxie entdecken.

Die Stimmen sind nun dicht an meinem Ohr. Irgendetwas zupft an meinem Mund, schiebt da drin ein Riesending zurecht. Eine Hand streicht mir sorgfältig die Haare aus dem Gesicht. Menschen sind da. Ein junger Mann beugt sich über mich, strafft das Bettlaken und schlägt es auf der anderen Seite unter die Matratze. Ich sehe das nicht, ich kann meinen Kopf nicht bewegen, aber ich spüre es. Angenehm kühl wird es unter meinem Oberkörper und am Kopf. Schlaf überkommt mich. Viele Stunden später muss es sein, denn es ist dunkel im Zimmer. Nur das wilde Flackern auf Monitoren, das hastig zitternde Auf- und Abtanzen der Diagramme, die über Leben und Tod berichten, erhellt in unterschiedlicher Intensität die Düsternis. Jetzt kommt mir die Geräuschkulisse viel lauter vor. Wie halten das die anderen aus? Ich merke, dass es außer mir noch andere gibt, da stehen noch weitere Betten. Die in den Betten liegen, sind verdrahtet mit Schläuchen und Elektrokabeln, mit Sauerstoffmasken, Urinflaschen, Nährlösungen, Kissen, kleineren oder größeren Computern und Hightech-Messgeräten. Die angenehme Kühle ist weg. Ich schwitze und stinke. Immer wieder tupft mir jemand Schweiß vom Gesicht und wechselt das durchnässte Nachthemd; mit der Zeit wird ein frisches nur mehr über mich gelegt, damit man mich nicht immer stören muss. Aber ich bin wach. Seltsame Welt.

Gleich neben mir ruft eine Stimme immer wieder:»Wenn nur das mit dem Fritz endlich ein Ende nähme!«

Ich muss nichts unternehmen, ich bin hier nur Zuschauer. Meine ich. Zu diesem Zeitpunkt.

Plötzlich signalisiert einer der Monitoren Höchstalarm, heult wie die Feuerwehr. Ein halbes Dutzend Weißbekleideter strömt ins Zimmer, jemand reißt mir die Sauerstoffmaske vom Gesicht und stülpt sie meiner Nachbarin über. Grelle Lampen stechen weißgelbe Bannstrahlen über die Szenerie, die mir vorkommt wie eine Episode aus»Grey's Anatomy«.

Ich versuche mir die Ereignisse zu erklären. Das ist höchst anstrengend. Ich kann mich nicht entscheiden, falle zurück ins Außerhalb-der-Dinge-Sein. Von Zeit zu Zeit tauche ich auf, realisiere, dass man mir eine Mauer aus Kissen aufgebaut hat. Damit ich nichts sehen kann? Nein, auf der anderen Seite sind auch Kissen. Wie in einer Bobbahn. Aber das ist gut, so werde ich nicht aus der Kurve getragen. Und die Kissen sind weich. Das weiß ich nur im Kopf.

Vor dem Fenster wird es bereits dunkel. Die neben mir schuften noch immer. Ich höre ihr Fluchen, Diskutieren; die Ärzte wechseln einander ab beim Betätigen des Defibrillators, was einen regelmäßig auftanzenden Schatten auf die Wand gegenüber projiziert. Anweisungen flitzen hin und her, neue Geräte werden geholt, andere ausgewechselt. Die geballte Konzentration von sechs Menschen, die eine Sterbende zurückholen müssen, erfasst nicht nur das Zimmer bis in den letzten Winkel. Sie breitet sich auch in mir aus als eine vollkommen angstfreie Energie.

Ich bin Lichtjahre entfernt von irgendwelcher Aufregung und dennoch nicht gleichgültig. Ich bin nicht Zentrum des Geschehens, aber damit verbunden in einer demutsvollen Ruhe und Gewissheit, dass alles so verläuft, wie es verlaufen muss. Die Stimmen werden leiser, langsam beruhigt sich die Szenerie, die Lampen werden gelöscht.

Eine Männerstimme sagt: »Jetzt habe ich Lust auf ein Stück Kuchen.«

Das war, wie ich später erfahre, der Oberarzt. Das Wort »Kuchen« holt mich in die Realität zurück. Ich nehme zur Kenntnis, was um mich herum geschieht, kann mich aber nicht selbst wahrnehmen, sondern nur einfach zuschauen, wie Ärzte und Pfleger-Crew nach nebenan ins hell erleuchtete Stationszimmer verschwinden.

Jemand bleibt zurück und erklärt mir, dass ich die Sauerstoffzufuhr wahrscheinlich nicht mehr benötigen würde, und zur eigenen Beruhigung könne ich auf dem Monitor meinen eigenen Atem verfolgen. Der Bildschirm wird in meinen Blickwinkel geholt, und ich stelle tatsächlich fest, dass sich kurzes oder tiefes Atmen sofort im Diagramm niederschlägt. Das gefällt mir. Ich weiß nicht, was es zu bedeuten hat, aber es gibt mir die Illusion von »eigenem Tun«. Entspanntes Geplauder dringt aus dem Stationszimmer zu uns herüber. Das Leben ist in meine Nähe gerückt. Allmählich ahne ich, wo ich mich befinde, aber ich weiß nicht, wie ich hierher gekommen bin und weshalb ich hier bin. Ich kann nur feststellen, dass ich platt auf dem Rücken liege wie ein von einem Auto überfahrener Feldhase. Tot bin ich nicht. Ich ringe darum, Bilder, Geräusche und Gerüche zu ordnen und zu orten.

Am schlimmsten ist mein eigener Gestank. Er wird immer ätzender, unausstehlicher und beherrscht mein reduziertes Denken. Es ist der säuerlich-süßliche Geruch der Verwesung – jenes Stinken, das man in der Todesangst ausdünstet. Ich kenne das. Angestrengt versuche ich in meinen Erinnerungen zu suchen, woher ich diesen Geruch kenne. Ich erinnere mich an nichts und döse weiter.

Helllichter Tag erfasst mich und meine Umgebung. Immer noch dieser Lärm der Monitoren, angewachsen scheint dieser Kabelwirrwarr zu sein. Ich sehe unzählige Menschen mit und ohne weiße Mäntel, die ein und aus gehen, sich um Betten und Maschinen versammeln. Keinerlei Neugierde treibt mich an, ich will immer noch nicht wissen, weshalb ich mich gerade hier befinde. Ich bin fast froh um diesen kreatürlichen Zustand. Noch habe ich keine Schmerzen. Auch ist nirgends Blut oder sonst etwas Dramatisches zu sehen. Wenn da nur nicht dieser fürchterliche Gestank wäre, der jeder einzelnen meiner Poren zu entströmen scheint und sich mit dem nicht nachlassenden Schwitzen vermischt und meine Nachthemden durchtränkt. Ich verbinde den Geruch mit Giftgrün, der typischen Teufelsfarbe.

Im Bett links von mir sitzt in anmutiger Haltung eine Frau, zart, schön, mit nussbraunem, glattem Teint, so um die sechzig. Ist es die von gestern Nacht ...? Ihr Blick, Befremden ausdrü-

11

ckend, streift zuerst mich, dann die Gegenstände um uns herum. Sie ist nicht einverstanden mit dem, was sie sieht. Sie will entschieden weg von hier. Als ob sie sich gezogen fühlte von einem anderen Ort, hebt sie ihre Arme, zieht irgendwie ihre schönen Beine unter der Bettdecke hervor und versucht aufzustehen. Ich rufe laut um Hilfe. Zwei Sekunden später sind die Pfleger da, sprechen beruhigend auf sie ein, drücken sie sanft auf die Matratze und binden ganz unauffällig ein zusammengerolltes Bettlaken über ihre Brust und fixieren es an den Bettpfosten. Die Frau schweigt zu allem. Sie schweigt auch, als man ihr mitteilt, dass ihr Mann sie besuchen will.

Ein gepflegt gekleideter Pensionist geht eiligen Schrittes auf sie zu und schiebt eine Zeitung in ihre kleine Hand, die offen auf der Bettdecke ruht. »Hallo«, sagt er, dann kontrolliert er Ventil und Zulauf der Flasche mit der Nährlösung, fragt, ob sie gegessen habe, was sie gegessen habe, ob der Arzt schon hier gewesen sei, ob sie die Tabletten eingenommen habe, was der Arzt gesagt habe, warum sie nicht gegessen habe und ob die Laborberichte schon da seien. Die Frau schweigt. Dann geht er ums Bett herum und studiert die Tafel, auf der Blutdruck, Puls und dergleichen mehr aufgeschrieben sind. Er kontrolliert die eingezeichneten Daten, redet zu seiner Frau über die Werte, ohne zu merken, dass sie nicht antwortet. Dann versucht er mit dem Fußhebel das Kopfteil anzuheben, rüttelt an den Seitengittern, flucht leise. Irgendetwas scheint für ihn nicht in Ordnung zu sein. Die Frau schaut mit ihren großen Augen schweigend dem betriebsamen Geschehen zu.

Plötzlich bin ich hellwach. Endlich – endlich aufgewacht. Ich winke den Mann zu mir, flüstere ihm zu und merke, dass ich zum ersten Mal spreche.

»Stellen Sie keine Kontrollfragen mehr! Setzen Sie sich auf das Bett Ihrer Frau, nehmen Sie ihre Hand in die Ihre, und schauen Sie sie einfach liebevoll an.«

Der Mann schnappt nach Luft, entlässt einen tiefen Seufzer, und in einer ruckartigen Bewegung entlädt sich die Überspannung aus Gesicht, Pupillen und Körper.

Er nimmt meine Hand und sagt:»Ich danke Ihnen!« Ein Pfleger beugt sich über mich, bauscht das Kopfkissen unter meinem Nacken zurecht. Ich atme den Duft von Duschgel tief in mich hinein, und im selben Moment entdecke ich auf seinem kräftigen Oberarm eine Tätowierung: die Spirale. Ich deute mit meinem Zeigefinger darauf. Der Tonus seines durchtrainierten Oberarmes ist elastisch und voller Leben.

Er sagt:»Ich bin Beni, Sie sind hier auf der Beobachtungsstation der Neurochirurgie, wir werden Sie nun waschen.«

Er krempelt die Hemdärmel hoch, so kann ich die Tätowierung noch besser sehen. Dann drehen mich vier Arme um neunzig Grad, von Scheitel bis zur Zehenspitze in einem Ruck. Man schärft mir ein, meinen Oberkörper nie verdreht zum Unterkörper auf die Seite zu wenden. Wie soll ich auch, bin ja eh wie in einem Sarg. Sie arbeiten behände vor sich hin: volle Windeln entfernen, Po reinigen, frische Windeln anpassen, man fragt, ob ich es gerne straff oder locker gebunden möchte, »straff« sage ich, Haare kämmen, frisches, trockenes Nachthemd über mich legen, Ohren säubern. Was für eine Wohltat, dieser feuchte Lappen.

»Haben Sie Hunger?«

Ich schüttle den Kopf.

»Aber Sie müssen essen, wenigstens ein Butterbrot«, erklärt mir eine junge Pflegerin.

Sie zeigt mir eine wunderbare Brotscheibe aus dunklem Mehl mit einem Butteraufstrich, der höher ist als die Schnitte selbst. Genau das, was ich liebe, nämlich Buttermengen, die beim Abbeißen lupenreine Abdrücke von meinen Zähnen hinterlassen. Die Pflegerin hält mir ein kleines Stück zwischen den Gitterstäben hindurch direkt vor den Mund. Ich öffne ihn, lasse mir den Bissen hineinschieben, kaue, kaue einfältig wie eine Kuh, wahrscheinlich eine halbe Stunde lang. Ich höre erst auf mit dem Kauen, als es heißt:»Arztvisite.«

Eine Männerstimme, die ich nicht kenne, erkundigt sich nach meinem Wohlbefinden, erklärt mir, dass die Operation gut verlaufen sei und dass ich nun, wenn es keine Komplikationen geben würde, weitere fünf Tage hier unten bleiben müsse. Ich bitte die sprechende Person, in mein Blickfeld zu treten. Dann sagt das Gesicht, das mir sehr weit weg zu sein scheint, dass die Schmerzen, die sie mir leider nur zum Teil lindern können, nach sechs Tagen vollkommen verschwinden. Schmerzen? Richtig! Ich spüre so etwas wie ein Ziehen am Rücken, handbreit oberhalb der Taille. Aber für mehr Details interessiere ich mich nicht, dafür bin ich zu müde.

Stunden später. Hochsommerliche Nachmittagssonne heizt das Zimmer auf, was mich und meine derzeitige Chemie zum Gären bringt. Ich frage mich, ob sich der Arzt heute morgen nicht näher zu mir gewagt hat, weil ich nach Fäulnis stinke? Dabei gibt es gar nichts an mir, was am Abfaulen wäre, alles ist noch da. Ich werde in kurzen Abständen immer wieder gewaschen, ohne dass ich darum bitte. Und manchmal reibt man mir sogar den ganzen Körper mit einer wohlriechenden Creme ein. Aber der Gestank bleibt. Ich schäme mich.

STAR WARS

Jetzt sind sie da, die Schmerzen. Ich bitte um ein Schmerzmittel. Es wird mir sofort verabreicht. Aber die Zeit, bis es seine Wirkung tut, treibt mich in Höchststress. Atmen und Entspannen und alle Tricks, die ich im Alltag gegen kleine bis mittlere Wehwehchen mental anwende, bringen mir keine Linderung. Ich weiß allerdings sehr wohl, dass man, wenn man verzweifelt ist, eigentlich schon mittendrin im Teufelskreis hockt und einen aus diesem Schlund weder eine Spritze noch das Atmen in den Schmerz hinein retten kann.

Hilfe in Form von Ablenkung kommt ganz unerwartet von außen. Plötzlich ist Betrieb im Stationszimmer. Lärm, wie auf einer Straßenkreuzung zur Stoßzeit. Es blinkt, hupt, knallt, bis ich mich plötzlich mitten in »Star Wars« befinde und Darth Vaders unheimlichem, penetrant langsamem, elektronisch verstärktem Rein- und Rausschieben böser Energie ausgeliefert bin. Ich gehe in Deckung, lege mir das nasse Hemd übers Gesicht.

Irgendwann meldet sich meine Neugier wieder – und ein Stück Leben ist zurückerobert. Ein Bett und ein riesiger Transportwagen mit einer hochkomplizierten Maschinerie werden hereingeschoben.

»Eine Patientin mit einer schweren Hirnblutung«, erklärt man mir.

15

Ich sehe nur, dass das Geschöpf, das fast erdrückt wird von den aus dem Kopf ragenden Schläuchen, lange, schöne schwarze Haare hat. Das Darth-Vader-Geräusch reguliert ihren Atem und ist offensichtlich gekoppelt an Vorgänge im Gehirn. Hinter der Belegschaft huschen zwei Männer herein, der eine mit einem langen Pferdeschwanz, der andere mit einem Wollkäppi, wie ich es bei den Paschtunen auf dem Khyberpass gesehen habe. Der mit dem Pferdeschwanz holt aus einem riesigen Korb große Messing-Klangschalen und verteilt sie rund um das Bett der Patientin. Als er mit einem Klöppel eine Schale berührt, verbreitet sich ein Hauch von Frieden im Zimmer. Ein zweiter Klang kommt dazu, dann ein dritter, ein vierter ... Und wie mit Zauberhand verwandelt sich dieser lärmende Maschinen-Raum in einen heiligen Ort. Alles schwingt, alles geschieht mit ruhigen Bewegungen, selbst Pfleger und Pflegerinnen scheinen auf Zehenspitzen zu gehen. Der Mann mit dem Wollkäppi setzt sich auf einen Stuhl neben das Bett der Verschlauchten und Verdrahteten und liest aus einem Buch mit halblauter Stimme Mantras vor.

Ich verstehe nichts. Aber der monotone Gesang der fremden Wörter vermischt sich mit dem ruhigen Klang der Messingschalen und bemächtigt sich meines Gemüts. Das magische Ritual ist wie die Vertreibung von bösen Geistern, um den guten Raum zu geben. Und die Maschine, an der das Gehirn der Frau hängt, scheint zu »antworten«. Deren Geräusche verändern sich, werden mal schneller, dann wieder langsamer, ich meine die Gefühle der Frau und ihre Freude zu hören.

Mit einem Mal bin ich in einer wundersam versöhnlichen Art und Weise ergriffen: Ich bin nicht allein. Menschen, die zu der Frau kommen, beschenken auch mich, beziehen auch mich in die Verbundenheit mit ihr ein.

In der Nacht wird das Bett zu meiner Linken hinausgeschoben. »Das mit dem Fritz« hat nun endlich sein Ende genommen. Über dem Bett der Frau mit den Rehaugen baumelt die Sauerstoffmaske samt Schlauch am Handgriff. Sie liegt jetzt ganz ruhig da. Sie ist dort, wohin sie sich gesehnt hatte. Kleiner kommt sie mir nun vor. Ich bin froh, dass sie nicht mit einem Tuch zugedeckt wurde. Noch hat sie ihre Identität. Oder hat sie diese erst jetzt?

Am nächsten Tag kommen Sohn und Schwiegertochter der Patientin mit der Hirnblutung. Der Sohn fischt mit lässigem Griff das Radio aus der hoch über dem Bett fixierten Halterung und findet kundig seinen Hard-Rock-Sender. Oberste Lautstärke verwandelt das Stationszimmer in eine verrauchte Rockhalle. Mit zuckenden Hüftbewegungen und schnalzenden Fingern gibt sich der junge Mann dem Gedröhne hin. Strahlend schaut er seine Mutter an, deren unheilvoll schnarrender Maschinenatem von dem Lärm aus dem Radio übertönt wird. Er will ihr offensichtlich Lebendigkeit und normales Leben zukommen lassen.

Lange passiert nichts, bis die Patientin endlich ein mattes Zeichen gibt.

»Sie will mir etwas sagen! Gib mir schnell Papier und Bleistift«, kreischt der Sohn zur Schwiegertochter.

Diese kramt aufgeregt in ihrer Handtasche, und die Mutter, den Stift nur mit größtem Kraftaufwand führend, kritzelt etwas auf den von einer Sandwich-Verpackung abgetrennten Fetzen Papier. Der Sohn entreißt ihr die Notiz, schaut lange darauf. Erwartungsvoll fragt seine Frau nach der Botschaft.

Mit tonloser Stimme sagt der Sohn:»Da steht: Arschloch.«

Plötzlich habe ich Sehnsucht nach meinen beiden Kindern, die in einem anderen Land leben und noch von nichts wissen. Ich bitte um mein iPhone. Beni holt es aus meiner Tasche, entdeckt sofort das Leck im Kabel, schneidet ein paar Zentimeter

Pflaster zurecht und repariert blitzschnell das Aufladegerät, steckt es ans Netz und legt mir das iPhone in die Hände. So liege ich lange da mit dem Ding auf meinem Bauch, das plötzlich von Bedeutung ist: eine Verbindung zur Außenwelt. Nach einer Weile hole ich mir die Bilder von Alban und Meret. Jetzt sind sie ganz nah. Ganz vertraut. Ich schaue auf diese schönen Geschöpfe und gleichzeitig auf all ihre Lebensphasen. Hemmungslos übergebe ich mich dem animalischen Eins-Sein mit meinen Jungen.

Unendliche Traurigkeit schleicht sich ein. Nicht der Kinder wegen, die ziemlich aufrecht im Leben stehen. Aber werde ich ihnen wieder wie in den vorangegangenen vierzig Jahren begegnen können? Vermutlich werde ich ihnen zur Last fallen. Ein unerträglicher Gedanke. Es will weinen in mir. Aber es kommen keine Tränen, sondern Körpertränen dringen in einem erneuten, heftigen Schweißschwall aus meinen Poren. Immer noch dieser grässliche Gestank, immer noch wie Gase von Verwesung. Und dann ist sie da, die Erinnerung.

SOMMERFERIEN

Ich liege im Badeanzug auf einem Tuch unter einer alten Esche am Ufer des Rheins, genau an jener Stelle, wo der Strom breit und ruhig in einer großen Kurve am Gastbetrieb »Paradies« vorbei Richtung Schaffhausen fließt. Mein Paddelboot liegt umgekippt neben mir. Leicht betäubt von der flirrenden Hitze sauge ich den speziellen Zauber des ersten Ferientags in mich hinein. Ich will nichts, muss nichts, niemand will etwas von mir. Ich bin allein. Keineswegs einsam, weil vollkommen und arglos eingebettet in die Natur.

Dieses Stück Strand auf der Höhe des deutschen Dörfchens Büsingen mit dem viel zu kurzen und deshalb so liebenswürdigen Kirchturm hat den Flurnamen »Scharen« und ist gesäumt von der lieblichsten Uferlandschaft voller Schilf, Wasservögel und sich tief ins Wasser neigenden Ästen. Von den Kanufahrern, Fischern, einheimischen Schwimmern und Bootsbesitzern wird diese Rhein-Kurve wegen ihrer Untiefen und zahlreichen tückischen Wirbeln gefürchtet; und manch einer zieht an dieser Stelle sein Boot mit einem Strick vom sicheren Ufer aus stromaufwärts.

Die Mittagshitze brütet mit gleißendem, zitterndem Licht. Auch die wenigen Menschen irgendwo im Gebüsch geben sich ganz der bleiernen Schwere des höchsten Sonnenstandes hin.

Alles, was lebt, verharrt im Bann von absoluter Stille und Bewegungslosigkeit. Plötzlich durchschneidet ein gellender Ruf die heiße Luft. Sofort springe ich auf. Der Hilferuf kommt von der Wasserseite. Ich versuche die Stimme zu orten. Ohne Erfolg. Oder ist das dort in der Mitte der Rheinkurve ein Kopf, sind es Arme? Ich renne stromaufwärts, wo ein zweiter Hilferuf zu hören ist. Da rennt eine junge Frau brüllend am Ufer auf und ab. Beim Näherkommen erkenne ich eine Mitschülerin von mir. Ich bin ausgebildete Rettungsschwimmerin, aber ich müsste viel weiter oben ins Wasser, um zu der gesichteten Person zu kommen. Es ist grauenhaft, nichts tun zu können. Meine Schulkollegin brüllt weiter, und ich stehe unnütz da, bis ich zwei Männer vom gegenüberliegenden Ufer mit einem motorisierten Boot in die Flussmitte kurven sehe.

»Er kann nicht schwimmen«, presst das am ganzen Körper zitternde Mädchen hervor.

Ich kann nichts tun, nur ihre Hand nehmen und zuschauen und warten und zuschauen und warten. Und zuschauen, wie die Männer mit langen Holzstangen im Wasser herumstochern. Endlich fischen sie eine schneeweiße, schlaffe Gestalt heraus, betten sie sorgfältig auf den Boden des Bootes und fahren zu uns herüber. Der eine steuert, der andere versucht den Ertrunkenen wieder zu beatmen, hört kurz danach wieder auf, schüttelt den Kopf und hört nicht mehr auf, den Kopf zu schütteln.

Die noch immer Brüllende reißt sich von mir los und stürzt sich ins Wasser dem Boot entgegen, von dem kein Geräusch zu uns dringt. Dann wird auch sie ganz still. Das ist fast noch weniger zu ertragen als ihr verzweifelter Lärm. Endlich fährt der Kahn knirschend auf dem Kies auf. Vollkommen friedlich liegt der junge, schmächtig gebaute Mann da. Nichts an seinem Äußeren deutet auf einen vorangegangenen Todeskampf, aber da ist dieser ekelhafte Geruch, der sich in der Mittagshitze bis zur Unerträglichkeit intensiviert.

Das ist ein brachialer Einbruch in mein Leben, der erste tote Mensch.

Erst seit dreißig Minuten ist er nicht mehr auf dieser Welt, und schon entströmt seinem Körper dieser säuerlich-süßliche Geruch. Fünfzig Jahre später dampft genau derselbe Gestank aus mir heraus. Auch meine Haare stinken. Was für eine Zumutung für jene, die in meine Nähe kommen! Ist es nicht genug, dass ich Windeln vollscheiße und über einen Katheter in einen Plastiksack uriniere? Wie lange wird dieses Ausdünsten ganz alter Angst und ganz alter Erfahrung dauern?

Ich fühle mich wie ein Einzeller, der das, was man oben in ihn hineinstopft, verwandelt unten wieder herauslässt. Essen ist eine Qual. Oft gelangt nur die Hälfte dessen, was ich als Mahlzeit bekomme, in meinen Mund. In der Horizontalen eine Nudelsuppe zu essen, ist zum Beispiel ein Kunststück. Als ich den Suppenlöffel ganz behutsam zum Mund zu führen versuche, kommt mir eine Pflegerin zu Hilfe.

»Trinken Sie die Suppe. Ich setze Ihnen das Schüsselchen unters Kinn, und Sie kippen es langsam.«

Ich kippe vorsichtig, nichts passiert, die Nudelmasse hält alles zurück, also kippe ich ein bisschen mehr, und schon schwappt alles über Hals und Brust und tief in meine Achselhöhlen. Ich muss an Chaplins »Modern Times« denken, wo es bei einer Szene trocken heißt: »It's no good, it isn't practical.« Und muss lachen. Und höre nicht mehr auf damit, bis die Pflegerin die letzte Nudel aus Haaren und Körperhöhlen herausgeklaubt hat.

Und es folgt eine Entdeckung: Das Lachen hat die Versteinerung meiner Nackenmuskulatur gelöst, und ich kann nun plötzlich den Kopf ein paar Zentimeter drehen. Vorsichtig wende ich ihn Richtung Tür, weil ich meine, mir bekannte Stimmen zu hören. Eine Pflegerin kommt auf mich zu und hält mir einen Strauß frischer Pfefferminze unter die Nase. Ich schließe kurz die Augen, atme tief ein.

Die Pflegerin beugt sich über mich und sagt:»Freundinnen wollen Ihnen etwas bringen, geht das für Sie? Und wenn Sie mögen, bereite ich Ihnen aus der Minze, die die beiden mitgebracht haben, einen Tee.«

Ich fasse es kaum: Auf einer Abteilung, in der permanent ums Überleben der Patienten gekämpft wird, nimmt sich jemand vom Personal Zeit, einen besonderen Tee zuzubereiten. Als die beiden Freundinnen Antje und Dorothea in ihren bunten Röckchen erst einmal unter der Tür stehen bleiben und winken, spüre ich den Sommer.

Mit ihnen ist meine erste Verbindung zum Draußen da, was mich tief freut! Und die beiden bringen in diesen so funktionellen Maschinenraum die ersten unnützen Gegenstände. Eine entzückend bemalte, altmodische Porzellandose mit aufklappbarem Deckel und eine Box voll CDs mit Musik von Johann Sebastian Bach, darunter viele Kantaten. Sofort beginnt es in mir zu singen. Bachs Musik ist wie eine Ahnung, dass sich auch bei mir irgendwann etwas von der gegenwärtigen Erniedrigung zu etwas Höherem bewegen könnte.

Lange noch, als die beiden längst gegangen sind, wirkt diese Empfindung nach. Ich halte die Porzellandose auf dem Bauch. Das Formvollendete beruhigt mich. Und die Box mit zwei Dutzend CDs liegt zwischen meinen Beinen, die wegen der Sommerhitze immer leicht gespreizt auf der Matratze platziert werden. Die Box berührt mein Windelpaket, stelle ich fest, während ich mit den Händen streichelnd darüberfahre. Zum ersten Mal überkommt mich ein Dankbarkeitsgefühl. Der Ort hier unten auf der Beobachtungsstation der Neurochirurgie ist zu einem Ort geworden, an dem man mir gut will.

TANGO

Zum zweiten Mal werde ich um neunzig Grad in die Seitenlage gedreht. Ein Viertel der Welt ist also erobert. Mein Blickwinkel fokussiert das mir rechtsseitig schräg gegenüberstehende Bett. Bis dahin habe ich fälschlicherweise angenommen, es handle sich bei dem Bettbewohner um einen Mann, weil ich nur die Stimme hören konnte. Es war eine Frau, die lautstark das Bett verlassen wollte, was sie offensichtlich nicht tun sollte, denn die Pflegschaft sprang des Öfteren ins Zimmer, um sie wieder zurückzubefördern.

Heute hat sie Besuch von ihrer Zwillingsschwester, wie man mir sagt. Geredet wird zwischen den beiden Schwestern nicht. Aber plötzlich scheinen die schrankartigen Frauen in undefinierbarem Alter zwischen achtzig und hundert ein Tänzchen hinzulegen, was sicher nicht als Tänzchen gedacht ist.

Ich schaue einer seltsamen Choreografie zu. Sie schieben und ziehen und steuern einander in Zeitlupe hin und her, vor und zurück. Manchmal legt sich die im Nachthemd richtig ins Zeug und lehnt sich rückwärts über irgendeines der Bettgestelle, während sich die andere leise fluchend über sie neigt. Dann plumpsen beide, sich immer fester aneinander klammernd, auf mein Bett. Ich spüre ihr geschätztes Gesamtgewicht von zweihundertfünfzig Kilo nicht. Sie stemmen sich wieder hoch und nehmen in einer energischen Diagonale Kurs Richtung Rückwand, sich um einige Grad im Kreis drehend, um dann, immer noch im eigenen verlangsamten Tempo, in die Wand hineinzuwachsen. Die Wand bewegt sich ebenfalls mit eigenartiger Langsamkeit nach hinten und, als wäre dahinter ein Schlund, wird das Damenpaar geschluckt. Rumpeln, Knacken, Krachen. Dann Stille. Die Wand, die in Wahrheit ein Vorhang ist, fällt über die am Boden Liegenden. Drei kräftige Pfleger sind sofort zur Stelle und versuchen das Wirrwarr von Damen-, Stuhl- und Tischbeinen, heruntergerissenem Vorhang zu entflechten.

Eine verzagte Stimme sagt: »Ich hab doch nur versucht, sie davon abzuhalten aufzustehen. Aber sie war stärker als ich.« Dann in empörtem Ton: »Sie gehorcht mir einfach nicht mehr.«

Hier unten wird offensichtlich einiges neu geordnet. Das findet die Patientin mit der Hirnblutung vermutlich auch. Von ihrem Beatmungsgerät hört man ein verstärktes Rasseln und Schnauben, als hätte sie verstanden. Ich winke ihr zu. Zaghaft erhebt sie ihre zarte Hand und bewegt diese einen Zentimeter auf und ab. Immer wieder. Wir sind alle beide Kind, jetzt. Das verbindet.

In der dritten Nacht wird ein neuer Patient hereingeschoben. Ich verfolge das Geschehen, so gut ich kann. Ich sehe im Verdunkelten eine Gestalt, aus der wieder dicke und dünne Schläuche herausquellen. Hinterher ein Techniker, der darauf achtet, dass die Verkabelungen nicht aus dem Computer rutschen.

Eine Schwester ruft empört: »Aber hier sind nur Frauen, da können wir doch nicht einen Mann dazwischenschieben, das geht gegen die Hausordnung.«

Ein Arzt mit OP-Duschhäubchen stürzt dazu und schreit zurück: »Mich interessiert die Hausordnung nicht! Ich hab den da jetzt sieben Stunden lang operiert, und ich will ihn am Leben erhalten, Herrschaft noch mal! Und hier unten ist der einzige freie Platz.«

Dabei streift er seine Gummihandschuhe ab und wirft sie der Schwester an den Kopf. Sie kämpft gegen Tränen und bückt sich unauffällig, um die Gummihandschuhe aufzulesen und sie dann mit einem leisen Fluch im Abfalleimer verschwinden zu lassen.

Alle sprechen immer von »da unten«, ganz so, als ob wir im finsteren Danteschen Vorgelände des Fegefeuers wären. Ist das so? Jetzt will ich es wissen. Zum ersten Mal wage ich es, mich um hundertachtzig Grad zu drehen, nämlich so, wie es mir die Physiotherapeutin neulich erklärt hat: Ich muss mit meinem einen Arm das Gitter von der gegenüberliegenden Seite fest fassen und meinen ganzen Körper mit der Kraft aus diesem Arm in einem Schwung auf die andere Seite ziehen. Eine Nachtschwester assistiert. Es klappt. Mein Blick fällt nun genau auf den Neuankömmling.

»Ich bin ein Adeliger«, ruft es aus dem Bett.

Also doch Dante, siebenter und achter Gesang, zweites Buch. Alle außer mir nehmen es gelassen hin. »Ich bin ein Adeliger!«, krächzt er ein zweites Mal in höherer Tonlage.

Als Schweizerin bin ich sofort hellwach. Ich will herausfinden, ob ich irgendwo ein Emblem seiner Blaublütigkeit entdecken kann. Schwierig in einem Krankenbett. Enttäuscht will ich mich abwenden. Aber das geht nicht. Zurückdrehen kann ich mich nicht mehr. Und wegen so einer Kleinigkeit will ich nicht den Alarmknopf drücken. So muss ich warten, bis die Nachtwache, die alle zwanzig Minuten kommt, auftaucht und meine unkomfortable Stellung realisiert. Als eine Gestalt mit Taschenlampe kurz von Bett zu Bett huscht, versuche ich magische Blicke auszusenden, um auf mich aufmerksam zu machen.

Die Nacht entwickelt sich fürchterlich. Die Schmerzen steigern sich ins Unerträgliche. Viele Wochen später erst erkenne ich, dass zwischen der Konzentration »auf Hilfe von außen« und der Potenzierung des Schmerzempfindens ein Zusammenhang besteht. Am Morgen, von den nicht nachlassenden Schmerzen in einen duseligen Erschöpfungszustand gerutscht, beobachte ich, wie der Adelige im Bett hinaustransportiert wird. Für zwei Sekunden bleibt mein Blick an seinem Oberarm haften. Zum zweiten Mal entdecke ich »hier unten« eine Tätowierung. Nichts Heraldisches. Auch keine Spirale. Bloß eine nackte Frau.

Am vierten Tag kommen zwei Physiotherapeutinnen an mein Bett.

»So, Frau Gloor, jetzt machen wir Querbett-Sitzen«, sagt die junge Frau in adrettem Ton.

Das Wort »quer« stellt bei mir alles auf Alarm. Myriaden von Angst-Schweiß-Tropfen dringen aus mir heraus. Die Wirkung der wunderbaren Heil-Waschung, die mir eine Pflegerin kurz zuvor mit warmem Öl und paradiesischer Waschmassage hat zukommen lassen, ist futsch. Die Physiotherapeutin erklärt mir, wie ich mich zuerst auf die Seite drehen, dann möglichst dicht an die Bettkante rutschen (wie soll ich rutschen?), dann mit dem unteren Ellbogen aufstützen, mit der freien Hand auf der Matratze abstoßen und mich in eine aufrechte Position bringen soll.

Ich schufte und schwitze. Ich habe nicht, ich *bin* Angst. Und lasse diese sofort in Form von Aggression an der einen Physiotherapeutin aus, indem ich meine kräftigen Fingernägel in ihren Oberarm verkralle.

»Sie müssen keine Angst haben, es kann nichts passieren. Sie können nicht tiefer fallen als auf den Boden.«

Verstört schaue ich sie an. Das Wort »fallen« hallt in meinem Kopf, durchfährt in endlosen Echos meinen Körper. Ich falle und falle. Ein Abgrund tut sich unter mir auf, dann ein neuer, noch tieferer, und noch einer und dann noch einer, bis ich im Bodenlosen hoffnungslos versinke. Ich bin abgeschnitten von meinem Selbst. Soeben hat mich ein Dämon überfallen.

FALLEN

Zu Hause, sieben Tage vorher: 30. Juli. Der Wecker klingelt. Beim Aufstehen spüre ich mit Genugtuung, dass ich, nun endlich nach mehr als einer Woche Verstopfung meinen Darm entleeren kann. Die Wanderung um den Fuschlsee vom Vortag hat also etwas in mir in Bewegung gebracht. Ein guter Tagesbeginn. Ich liebe mein winziges WC-Kabäuschen, besonders wegen der ägäisblauen Kacheln am Boden, die mich in Gedanken an die Gestade des Fuschlsees versetzen Der Fuschlsee ist ein kleines Naturwunder in der Nähe von Salzburg. Und wenn es ein bisschen länger dauert in meinem Kabäuschen, setze ich mich in meiner Fantasie an einen der Tische bei der Schloss-Fischerei, meine sogar den Duft von auf Buchenholz geräucherten Saiblingen einzuatmen und über den ruhig daliegenden Wasserspiegel hinüber ans andere Ufer zu schauen. In der Regel sind das ideale Bedingungen für das Entladen »dunkler Materie«, wie die Darmausscheidungen von Florian Schneider in seinem höchst spannenden Buch mit demselben Titel beschrieben werden.

So locker und geschmeidig, wie ich es mir vorgestellt habe, geht das Geschäft nun aber doch nicht. Also beuge ich mich noch weiter nach vorne, lege die Nasenspitze auf die Oberschenkel und drücke. Nichts tut sich. Also drücke ich noch mehr und halte den Atem an. Zusätzlich presse ich meine Fäuste in die Leiste, um, gemäß Tipp eines Arztes, keinen Leistenbruch zu provozieren. Vier verschiedene Vektoren auf einen Punkt multipliziert: Atem, Druck in die Leiste, Auspressen des Mastdarms und Zusammenklappen der Wirbelsäule. Alles ist jetzt Konzentration, gepaart mit Pressen und dem Vorsatz: Ich will.

Das wirkt. Zufrieden wasche ich mir die Hände. Lächelnd nicke ich mir im Spiegel einen munteren Morgengruß zu, unterlegt mit einem Anflug von Triumphgefühl. Während ich das Wasser über die Hände laufen lasse, verwandelt sich das Spiegelbild: Mein Kopf gleitet in Zeitlupe an den unteren Rand und verschwindet. In einer linksgerichteten Spirale gleite ich am Waschbecken vorbei auf den Boden. Ich pralle weder an Mobiliar noch reiße ich irgendwelche Gegenstände mit. Was mir da widerfährt, ist ein sanftes, unspektakuläres, stilles und vollkommen schmerzfreies Hineinsinken in mich selbst.

Da habe ich mir wohl einen ordentlichen Muskelkrampf eingehandelt. Wohl etwas zu sehr gedrückt und gewollt. Ein, zwei Minuten liegen bleiben, und es wird schon wieder, damit tröste ich mich.

Nachdem sich nichts tut, versuche ich mich am Waschbecken hochzuziehen. Meine Beine gehorchen nicht. Sie stehen nicht, sondern sacken zusammen, als wären sie aus weichem Gummi. Meine Füße liegen verdreht und überhaupt nicht koordiniert mit den Knien herum. Große Frage: Soll ich ganz ruhig bleiben, bis sich mein überanstrengter Körper erholt hat, oder soll ich Übungen machen, um die Beine wieder zu aktivieren? Ich liege hilflos auf dem Rücken, wie der zum Käfer mutierte Gregor Samsa in Kafkas Erzählung »Die Verwandlung«. Die Zeit vergeht. Da erinnere ich mich, dass es eine Ärztenotfall-Telefonnummer gibt. Aber, wie komme ich zum Telefon, das auf dem Schreibtisch liegt?

Ich versuche zu robben. Das erfordert große Kraft in den Armen, als müsse ich eine Tonne Gewicht bewegen. Ich erreiche den Schreibtisch, fische das Telefon zu mir auf den Boden, wähle die Nummer. Ich erkläre meinen »Fall« und bitte um einen Verhaltenstipp.

Die Stimme am anderen Ende sagt: »Ich gebe Ihnen keinen Tipp, Sie müssen so rasch wie möglich ins Krankenhaus, die Sanitäter werden in zehn Minuten bei Ihnen sein.«

»Nein! Das braucht es nicht! Danke für die Auskunft und Adieu«, rufe ich ins Telefon. »Fehlte gerade noch, ich, jetzt, ins Krankenhaus!«, sage ich halblaut zu mir.

Plötzlich durchzuckt mich ein Krampf und drückt meine hundertdreiundsechzig Zentimeter zusammen, als ob ich mit einem Strick von Kopf bis Fuß zu einem Knäuel zusammengezurrt würde. Gleichzeitig durchfährt mich von oben bis unten ein brennend heißer Schmerz. Dieses Feuer, dieser Blitz, das habe ich schon einmal gehört oder gelesen! Aber wo?

Schnell finde ich die Fährte: Als stiftendes Mitglied der Schweizerischen Paraplegiker-Stiftung erhielt unsere Familie ein alljährlich erscheinendes Heftchen, das neben dem Geschäftsbericht Berichte über Querschnittgelähmte enthielt. Die Kinder fanden diese Stories besonders spannend. Und jetzt, in meiner jämmerlichen Situation, erinnerte ich mich an eine immer wiederkehrende Beschreibung eines Schmerzes, der wie ein feurig heißer Blitz von oben nach unten den Körper durchfährt.

Ich rufe meine Freundin Dora an, die am Tag zuvor mit mir und anderen Freunden um den Fuschlsee gewandert war.

»Ich bin sofort da«, sagt sie.

Ich robbe zur doppelten Wohnungstür, hangle mich hoch zum ersten, dann zum zweiten Schlüssel. Meine Ellbogen bluten. Ich warte am Boden zwischen Wohnung und Treppenhaus. Nach wenigen Minuten steht Dora da wie eine Fee aus einer anderen Welt. Ich bin nicht mehr mit allen meinen Sinnen in der Gegenwart, beobachte aber, wie Dora mit dem Ärztenotruf telefoniert, mir einen Espresso zubereitet und mit sicherem Griff ein paar wichtige Dinge wie Unterwäsche, Toilettenartikel, Handtasche und Bettsocken (sie kennt meine immer kalten Füße) in eine Reisetasche packt.

Zehn Minuten später sind die Sanitäter da. Der Arzt verliert kaum Zeit mit Untersuchungen. Allein die Tatsache, dass ich auf den Metallstift, den er entlang der Beine, Füße und Bauch streift, nicht reagiere, genügt, um mich auf die Bahre zu schnallen.

Auf dem Weg aus der Wohnung schnappe ich mir noch ein paar Lackschühchen aus dem Schuhgestell, quasi als Garantie dafür, dass es mit der Eleganz noch nicht ganz vorbei sein soll, egal, was passiere. Nochmals zehn Minuten später werde ich in die Notaufnahme des AKH (Allgemeines Krankenhaus, Universitätsklinikum Wien) geschoben. Ich bin noch immer nur mit dem Pyjama bekleidet. Die gute Fee Dora weicht nicht mehr von meiner Seite, auch nicht, als ich von Abteilung zu Abteilung weitergeschoben werde. Wie ein staunender Zuschauer werde ich von der Immunologie, auf der fast ausschließlich junge Frauen an Nährlösungen hängen, weiter in die Radiologie, später in die Kernspintomographie und in verschiedene andere Abteilungen geschoben.

Ich bin dankbar, dass es diese von vielen verhöhnte medizinische Maschinerie gibt. Gewissenhaft prüft man jedes kleinste Detail. Offensichtlich bin ich kein »klarer Fall«. Jedem neuen Spezialisten-Team erzähle ich meine Geschichte. Man schüttelt den Kopf. In der Orthopädie zum Beispiel versucht man, mich in die Vertikale zu stellen. Aber ich sinke zusammen. Sie sehen nirgends Blut, abgesehen von den Schürfungen an Ellbogen und Unterarmen vom Robben auf dem Boden in meiner Wohnung. Also nichts Dramatisches, äußerlich. Kein Unfall, kein

Crash. Es war nur ein sekundenschnelles, lautloses Hineingleiten in einen Zustand, in dem nichts mehr so sein würde wie zuvor.

Dora wird abends nach Hause geschickt. Lange schaue ich ihr nach. Sie hat mir mit ihrem einfachen Da-Sein unendlich viel geholfen.

Ich werde auf die Abteilung H15 transportiert. Es ist eine abenteuerliche Fahrt durch Tunnels, Querpassagen, über Brücken, entlang breiter Hauptstraßen des Klinikums und Fahrten mit verschiedenen Aufzügen. Mir kommt das Gewimmel, das pulsierende Leben dieser Masse von Ärzten, Pflegepersonal, technischem Personal, Medizinstudenten und Besuchern vor wie das Gewoge in der Central Station in New York. Ich fühle mich nicht abseits des Weltgeschehens. Irgendwie genieße ich dieses Herumgeschobenwerden in einem ausgeklügelten Ameisenstaat.

Die beiden riesigen, dunklen Klinikum-Türme kannte ich, die ich 1997 aus beruflichen Gründen nach Wien übersiedelt war, bis dahin nur aus der Vogelperspektive von meinen Wanderungen im Wienerwald. Immer wenn ich die Himmelswiese überquerte, machte ich einen Halt, um meinen Blick über den Horizont und auf die Stadt Wien mit ihren tief ins Zentrum hineinwachsenden grünen Wäldern, den Weingärten und dem breiten Band der Donau schweifen zu lassen. Ein herrlicher Rundblick. Einziger Störfaktor waren die beiden Türme des Klinikums. Sie stehen in dem so schönen Wien wie Bunker aus einem galaktischen Krieg.

Während ich in den Eingeweiden dieses Klinikums herumgeschoben werde, weiß ich noch nicht, dass dieser Blick von der Himmelswiese im Geflecht der Zu-Fälle meines Lebens erneut eine Rolle spielen wird.

H15

»H15« ist die Bezeichnung für das Stockwerk im zweiten Betttenhaus sowie die interne Kurzformel für »Neurologie«. Ich werde in ein frisch bezogenes Bett gelegt, mein Zivil-Pyjama wird mit einem Krankenhaushemd vertauscht, ein Katheter wird eingeführt, Windeln umgebunden, die Füße nach außen abgewinkelt hingelegt. Erst jetzt fällt mir auf, dass ich den ganzen Tag nie aufs WC musste! Eben wird das Essen ausgetragen. Also auch hier Hochbetrieb.

Der Assistenzarzt Dr. Linder, der mich in den nächsten neun Wochen umsichtig begleiten und betreuen wird, setzt sich neben mich, nimmt geduldig und anteilnehmend meine Personalien auf, untersucht nochmals Reaktionen und Reflexe der Glieder, der Augen, prüft Milz, Leber, Schilddrüse, prüft meinen Allgemeinzustand von oben bis unten.

Ein Schlaganfall sei mit Sicherheit auszuschließen, sagt er mir. Wie froh bin ich! Nochmals wird Blut abgenommen, um dem Rätsel näher zu kommen. Die Symptome sind eindeutig, nicht aber der Auslöser dieser Symptome. Wäre ich nach einem spektakulären, doppelten Salto Mortale aus den hohen Lüften eines Zirkuszeltes abgestürzt, wäre alles klar.

Da sie die Ursache nicht erkennen, können sie nicht handeln, nur suchen. Ich bin zu müde, um viel nachzudenken.

Nach frischem Ziegenkäse mit Oliven, das beste Abendessen der Welt, schlafe ich ein. In der Nacht träume ich, dass ich in einer angenehmen, geleeartigen Masse versinke, ohne unterzugehen. Die Schwabbelmasse hat die ägäisblaue Farbe meiner WC-Bodenkacheln. Und im Traum erkenne ich, dass dieses wunderbare Türkis-Blau auch die Farbe der Fayencen-Kacheln aus der islamischen Kunst ist. Ich fühle mich nicht verloren, etwas trägt mich.

Noch in der Nacht erwache ich wieder. Ein Bett wird hereingeschoben. Pfleger huschen leise flüsternd hin und her. Plötzlich ruft eine Männerstimme neben mir nach draußen in den hell erleuchteten Korridor: »Brille und Zähne zu Hause!«

Im Halbschlaf frage ich meine neu eingetroffene Nachbarin: »Wie wollen Sie dann essen?«

Ihre Antwort: »Auf den Felgen.«

Ich schlafe sofort wieder ein.

Am anderen Morgen tritt eine junge Pflegerin strahlend ins Zimmer, stellt sich vor und bringt neben ihrem angenehmen Duft von der Morgendusche auch noch einen Hauch Kaffee aus dem Korridor herein. Es ist ein gutes Erwachen. Und nicht zu früh. Es ist acht Uhr, und ich meine mich zu erinnern, dass ich in Schweizer Krankenhäusern schon morgens um sechs Uhr mit dem Fiebermesser oder Blutdruckgerät sekkiert wurde. Also herrschen hier in Österreich andere Gepflogenheiten. Mir ist wohl. So wohl, dass ich vergessen habe, weshalb ich hier bin. Ich frage die Pflegerin. Sie glaubt es nicht so genau zu wissen, müsse zuerst den Arzt fragen.

»Aber Sie sind hier in besten Händen«, fügt sie hinzu.

Sie wird recht behalten. Ich meine weiterhin, in den nächsten Stunden hier herauszukommen. Ich bin schmerzfrei. Meinen Realitätsverlust scheine ich nicht wahrzunehmen.

Bis zu dem Augenblick, in dem ich auf meinem Nachttisch

ein Blatt mit meinem »Befund« entdecke. Ich lese: »Paraplegie«. Schwarz auf weiß.

Aus dem Heftchen der Paraplegiker-Stiftung weiß ich, was es bedeutet: »beidseitig gelähmt«. Kein Schrecken, keine Ohnmacht, keine Wut – aber eine unendliche Traurigkeit überfällt mich.

Ich rufe Peter an, meinen Mann, mit dem ich seit siebenundvierzig Jahren verheiratet bin und mit dem ich zwei wunderbare Kinder habe. Er reagiert mit soviel Mitgefühl, dass ich noch während des Telefonierens die Diagnose zwar nicht verkleinern kann, aber ich die Gewissheit spüre, dass ich das, was mir hier aufgebürdet wird, mit ihm zusammen tragen und ertragen kann. Freilich: Er lebt neunhundert Kilometer entfernt in Basel.

Nach ein paar Minuten sagt Peter:

»Ich komme sofort nach Wien.«

»Nein, bitte nicht, noch nicht! Ich kann meine Liebsten nicht sehen, es würde mich emotional zu sehr aufwühlen.«

»Dann geh ich ins Internet, um mich schlau zu machen. Nur die beste Behandlung wollen wir dir zukommen lassen. Ich melde mich wieder.«

Zwanzig Minuten später mailt er mir eine Datei aufs iPhone. Es handelt sich um den fünfzehnseitigen Bericht eines Profiradsportlers, der durch einen Sturz einseitig gelähmt war und im Internet in Tagebuchform seinen Heilsweg veröffentlicht hat. Zwei Jahre nach seinem Unfall war er wieder wettkampftüchtig. Dieser Profiradsportler singt ein Loblied auf die H15, genau die Station, auf der ich jetzt liege. Er beschreibt minuziös, wie er nach und nach alles wieder erlernte, von der Beweglichkeit des großen Zehs über die Eroberung von Treppen bis zum ersten Tretversuch auf dem Rad nach einem Jahr. Er hat von der Verbindung von klassischer Schulmedizin mit Alternativmedizin profitiert. Ihm hat neben der neurologischen und orthopädischen Medizin auch die zusätzliche Betreuung von Osteopathen und Kraniosakral-Therapeuten geholfen.

Mein Entschluss steht fest: Ich muss und werde trainieren wie ein Profisportler.

Oberarzt und Assistenzarzt kommen auf mich zu und erklären mir, dass ich nochmals ein paar Untersuchungen über mich ergehen lassen müsse, weil noch immer nicht eindeutig geklärt sei, ob die Lähmung tatsächlich durch den diagnostizierten, eher unspektakulären Diskusprolaps knapp oberhalb der Taille verursacht wurde.

Es gebe viele weitere mögliche Ursachen: ein Tumor, ein Rückenmarkinfarkt oder ein Ödem im Rückenmark, was alles die Verbindung zwischen Rückenmark und Gehirn unterbrechen könne. Es könne sich aber auch um eine Polyarthritis oder eine entzündliche Autoimmunerkrankung des Nervensystems, wie zum Beispiel Multiple Sklerose, handeln. Eine weitere Möglichkeit sei ein spinaler Schock in der Nähe des Sympathikus, der im Rahmen eines Traumas ebenfalls zu einem vorübergehenden Funktionsverlust des Rückenmarks ohne strukturelle Verletzung führen könne. Vieles sei möglich. Meine Verstopfung vor dem »Fall« erscheint als Auslöser eines solchen Traumas doch eher unwahrscheinlich.

So muss ich erneut in den Kernspintomographen. Nur um die Nackenwirbelsäule zu untersuchen, wie mir die Ärztin sagt, während sie sorgfältig meine Perlohrringe in eine Spuckschale legt.

Als sie merkt, dass ich gegen Tränen kämpfe, neigt sie ihren Kopf dicht an meine Wange und fragt: »Fürchten Sie sich vor der Röhre?«

»Nein, das ist kein Problem. Aber meine Situation ...«, sage ich nach einer Pause.

»Ich kann Sie so gut verstehen.«

Und plötzlich bricht es aus mir heraus, erst jetzt in diesem Raum, in dem sich nur elektronische Geräte und wir zwei Frauen uns befinden. Aus meinen tiefsten Tiefen kommt so etwas wie ein trockenes Wolfsgeheul. Man lässt mir Zeit. Bis mich ganz unerwartet ein Gefühl von Reinigung und Leichtigkeit durchströmt. Ich gebe ein Zeichen. Und als ich auf der Liege in die Röhre geschoben werde, ist alle Angst weg. Das grelle Innenlicht des engen Tunnels erscheint mir warm und wohlig.

Ich schließe die Augen und bete, um sozusagen vom Teufelskreis in den Engelskreis hinüberzuwechseln. Langsam und ruhig sage ich halblaut alle Gebete und Gedichte auf, die ich auswendig kann. Zwischendurch, wenn mir nichts einfallen will, lasse ich ein lapidares, langanhaltendes OM in mir dröhnen.

Weder der schrecklich laute Klopflärm in der Röhre noch die Enge können mir etwas anhaben, weil ich offensichtlich etwas »Geordnetes« aus meinem Inneren holen und dem entgegenhalten kann. Als mein Repertoire an Gebeten und Gedichten zu Ende ist, spreche ich weiter, indem ich Worte mit schönem Inhalt aneinanderreihe. Im Sufismus sagt man, dass einen »schöne Worte näher zu Gott bringen«. Leise spreche ich Wörter wie »Liebe«, »Wasser«, »Duft von blühenden Bäumen«, »Sonne«, »Oliven«, »Wein«, »Wiese«, »Wald«, »Honig«, »Schlaf«, »Melodie« ... Ich kenne das noch aus meiner Kindheit, wenn auch in einer negativen Version: Wenn ich wütend war oder mich ungerecht behandelt fühlte, konnte ich mich mit dem Herunterhaspeln von unflätigen und fäkalen Wörtern nachhaltig beruhigen.

Ich überstehe die sechzig Minuten in der Röhre gut. Ich werde wieder auf H15 transportiert, und dort wartet schon eine Fischpastete in Spiralform auf mich. Ich stürze mich darauf.

Die zahnlose Nachbarin meckert darüber, sie hätte lieber ein richtiges Schmalzbrot.

Die weiteren Untersuchungen und Tests finden am Nachmittag statt. Sie bringen keine Erhellung. Aber alle arbeiten so ernsthaft und rücksichtsvoll, dass ich bereitwillig kooperiere. Ich verstehe nichts von Medizin, schon gar nichts von Neurologie. Das ist für mich ein Segen. Ich muss nicht und nichts kontrollieren. Ich stelle nichts in Frage, bin sogar um die verschiedenen Beurteilungen dankbar, weil sie zwar in ihrer Aussage individuell sind, aber auf die eine und einzige Sache gerichtet sind: auf mich und meinen »Fall«.

Das ist äußerst spannend. Das anfängliche Desinteresse ist gewichen. Neugierig sauge ich alles auf. Außerdem ist da noch immer ein Quäntchen Hoffnung, dass es sich um etwas relativ Harmloses handeln könnte. Eine Freundin, die seit fast zwanzig Jahren krankheitshalber im Bett liegt, hat mich angerufen und davon erzählt, dass der Körper nach einer extremen Muskelüberanstrengung manchmal bis zu zwei Tagen in einem sich über den ganzen Körper erstreckenden Muskelkrampf verfallen könne. Es sind erst zweiundvierzig, noch nicht achtundvierzig Stunden verflossen seit meinem »Fallen«. Also bin ich noch zuversichtlich.

Schmerzen spüre ich noch immer nicht. Einzige äußerliche Veränderung sind die riesigen Flecken von dunklen Blutergüssen auf meinen Oberschenkeln. Da es immer noch sehr heiß ist, möchte ich die Lage der Beine immer wieder etwas verändern, packe sie mit meinen Händen und hebe sie in eine andere Richtung. Sieht nicht schön aus. Selbstironie ist angesagt.

Ich erbitte eine Schnur, damit ich meine Füße mit einem Hebelzug, der über den Griff oberhalb des Bettes laufen könnte, hochziehen und deren Lage eigenmächtig verändern kann. Man findet keine Schnur.

Am Abend kommt der Oberarzt, Prof. Voller, nochmals vorbei, um sich zu verabschieden.

»Wir haben leider noch kein endgültiges Resultat. Aber: Wir bleiben dran!«

Dieses »Wir bleiben dran!« sagt er mit einer solchen Entschiedenheit, dass sich mein angestiegenes Durcheinander der Gefühle wieder beruhigt.

DIE SKIZZE

Sonntag, 1. August, Schweizer Nationalfeiertag. Ich singe natürlich nicht die Nationalhymne »Trittst im Morgenrot daher«. Doch viele Wochen später sollte sich herausstellen, dass just dieses »Morgenrot« an diesem Tag seinen Anfang nimmt. Nach dem Frühstück werde ich geröntgt. Wieder zurück im Bett, kommt ein Assistenzarzt zu mir. Dr. Cetin informiert mich mit sorgfältig gewählten Worten, dass man mir mit der Technik der Rückenmarkpunktion Hirnflüssigkeit aus dem Rückenmark entnehmen wolle. Er bereitet mich ebenfalls vorsichtig und umsichtig darauf vor, dass, sollte ich tatsächlich eine Autoimmunerkrankung im Gehirn haben, neben der Lähmung der Beine vor allem auch Darm-, Blasen- und Sexualfunktion nicht mehr reparabel seien.

»Ach, das mit dem Sex ist mir jetzt so etwas von egal«, antworte ich mit abwinkender Geste.

Dr. Cetin korrigiert mich eindringlich und mit ernster Miene: »Sexualität ist wichtig bis ganz zuletzt. Sagen Sie so etwas nie wieder!«

Sexualität interessiert mich im Augenblick aber tatsächlich nicht. Sehr viel später erinnere ich mich daran und bin gerührt und dankbar über die Reaktion des Assistenzarztes. Die Vokabel »Inkontinenz« hingegen müllt und hüllt mich in Berge von gebrauchten Windeln, Plastikhöschen und beißendem Geruch. –

Er, der mein Enkel sein könnte, bespricht mit mir die Punktion sehr ruhig und verständlich. Ich habe das am Tag zuvor bei meiner jungen Nachbarin beobachten können. Der Patient sitzt auf einem Stuhl, und der Arzt sitzt dahinter, führt die lange Hohlnadel in den Lumbalkanal unterhalb der Lendenwirbel ein und zieht in einer sehr langsamen Prozedur Nervenflüssigkeit aus dem Gehirn durch den Rückenwirbel in die Kanüle. Es muss sehr schmerzhaft sein, sagt man. Meine Nachbarin hat keinen Laut von sich gegeben; vier Tage später überbringt man ihr die Diagnose MS, Multiple Sklerose.

Plötzlich geht die Tür auf und ein Arzt, den ich bis dahin noch nicht gesehen habe, kommt schnellen Schrittes ins Zimmer.

»Wir stellen das Programm um. Wir haben den Herd gefunden! Wir operieren sofort. Jetzt zählt jede Stunde.«

Ich erfahre, dass nach fünf Tagen nichts mehr zu machen sei. Jetzt ist Halbzeit. Zweieinhalb Tage nach dem »Fall« liegen hinter mir, zweieinhalb Tage Chance liegen vor mir.

Der neu hinzugekommene Arzt stellt sich mit »Dr. Novak« vor und gibt mir die Hand. Und wie so oft in ganz ernsten Situationen taucht in mir eine unsinnige Assoziation auf, nämlich die an das hinreißende österreichische Chanson von Hugo Wiener »Der Novak lässt mich nicht verkommen«. Als er mir die Hand gibt, kommt mir der Text in den Sinn. Und der endet: »... Ich hätt' schon längst ein böses End' genommen, aber der Novak lässt mich nicht verkommen.« Also kann jetzt nichts mehr schiefgehen!

Dr. Novak holt sich einen Stuhl, setzt sich neben mein Bett, zieht aus der Brusttasche Block und Stift und erklärt mir, während er eine Skizze macht, was er vorhat. Mit schnellen, klaren Strichen zeichnet er meine Wirbelsäule im Bereich der Brustwirbel 11 und 12 und des ersten Lendenwirbels. Hier fand er die Ursache!

Und er skizziert sehr eindrucksvoll die gequetschten und wüst heraushängenden Nervenstränge, ähnlich den Elektroinstallationen im hintersten Indien. Da die einzelnen Nervenfasern dünner als ein Haar und nicht beschriftet sind, muss sich der Neurochirurg beim Operieren auf seine »Topografie-Kenntnisse« verlassen. Das heißt, er verbindet sie miteinander, hoffend, dass sie jeweils zusammenpassen.

Er erklärt mir auch, wo die Knochenwirbel etwas abgeschliffen werden müssen, damit der Druck auf Rückenmark und Nervenverbindungen weicht. Er muss Platz schaffen, um möglichst viele von diesen fast unsichtbaren Nervenfäden irgendwie wieder miteinander zu verbinden. Ich verstehe.

»Jetzt ist ein Bild da!«, sage ich, »Danke! Nur, werde ich je wieder ...?«

Novak: »Darüber können wir keine Prognosen machen. Alles ist möglich. Gehen wir es an!«

Drei schlichte Sätze. Sie ordnen mein Inneres. Ich übergebe mich dem nun betriebsamen Geschehen rund um die OP-Vorbereitungen.

Erst heute, anderthalb Jahre später beim Niederschreiben meiner Geschichte, fällt mir auf, dass in Novaks letztem, entschieden formuliertem und betontem Satz »Gehen wir es an!« das »Gehen« schon drin ist.

Die philippinische Pflegerin Geena erkundigt sich, ob ich eine Bibel bei mir habe, was ich verneine.

»Lesen Sie Englisch?«, fragt sie.

Als ich nicke, sagt sie: »Ich bringe Ihnen meine Bibel.«

Sie verschwindet und kehrt nach kurzer Zeit zurück mit der schönsten Ausgabe, die ich je gesehen habe: schwarz, relativ klein im Format, relativ dünn, obwohl es sich um Altes und

Neues Testament handelt, natürlich mit Goldschnitt und versehen mit seidenen Lesebändchen. Sie blättert kurz und hält mir Psalm 23 hin. Auf Deutsch kenne ich diesen Psalm auswendig. Aber das sage ich ihr nicht, auch deshalb nicht, weil ich ohne ihre Anregung nicht auf die Idee gekommen wäre, diesen Psalm in dieser Situation zu beten.

»Lesen Sie diesen Text ganz langsam, immer wieder und so lange, bis Sie abgeholt werden.«

Sie legt das schwarze Buch in meine Hände. Ich spüre an meinen Fingerkuppen das sanfte, schmiegsame Ziegenleder des Einbandes. Ich lese:

>*The LORD is my shepherd; I shall not want.*
He maketh me to lie down in green pastures:
he leadeth me beside the still waters.
He restoreth my soul:
he leadeth me in the paths of righteousness
for his name's sake.
Yea, though I walk through the valley of the shadow
    of death,
I will fear no evil: for thou art with me;
thy rod and thy staff they comfort me.
Thou preparest a table before me in the presence of
    mine enemies:
thou anointest my head with oil; my cup runneth over.
Surely goodness and mercy shall follow me all the days
    of my life:
and I will dwell in the house of the Lord for ever.<

King James Version. Altenglisch. Alles ist Klang! Ich trinke jedes Wort, lasse es sich ausbreiten in meinem geschundenen Körper. Und bei der Stelle: »He restoreth my soul« (auf Deutsch viel profaner: »Du erquickest meine Seele«) entfährt mir jedes

Mal ein Seufzer. »He restoreth my soul«, »Du erneuerst meine Seele«, oder »Du heilst meine Seele«.

Plötzlich weiß ich, das ist das Zentrale, darum geht es in meiner Geschichte: um das »Wiederherstellen« meiner durch den Lauf meines Lebens beschädigten Seele. Eine Welle von Frieden durchflutet mich. Und froh bin ich gerade in diesem Moment um die direkte Ansprache des »Du«, das etwas klar zu mir Gehörendes, in mir tief Verankertes ausdrückt.

Dann ist es soweit. Zwei Männer treten ins Zimmer, begrüßen mich und schieben mein Bett hinaus. Der Weg in die Neurochirurgie ist lang. Es geht um viele Ecken und durch lange Korridore. Dann kommt das große Tor zum OP-Bereich.

Drinnen hantieren ein Dutzend guter Geister, ohne die auch der weltbeste Chirurg nicht arbeiten könnte. Ich werde auf den OP-Tisch gehoben. Dort hält man mir drei Blätter unter die Nase. Ich muss unterschreiben. Ohne Brille weiß ich nicht, was.

Ich unterschreibe willig und erlaube mir die Frage: »Wie viele Staubsauger-Verträge haben Sie mir jetzt untergejubelt?«

Im Hinterkopf höre ich meine Mutter, die mich immer ermahnt hat, nie Verträge zu unterschreiben, die ich nicht vorher Wort für Wort durchgelesen habe. Ich habe mich bisher immer daran gehalten. Nur heute ging es einfach nicht.

Dr. Novak beugt sich zu mir herunter. Ich erkenne ihn wegen des Duschhäubchens erst nach ein paar Sekunden. Sein Blick ist zuversichtlich. Beruhigt schließe ich die Augen und spreche unhörbar: »Gott in mir, mach meinen Chirurgen und seine Mitarbeiter zu deinem Instrument.« Dann schlafe ich ein.

»Alles ist gut gegangen«, sagt Dr. Novak. »Ihr Mann wurde informiert.«

»Wie hat er reagiert?«, frage ich die typische Gattinnenfrage.

»Gefasst«, antwortet der Arzt.

Ich lächle und falle wieder zurück ins Nirgendwo.

DER FISCH

Vier Tage nach der OP gerate ich dann nochmals in dieses Gefühl, nur Zuschauer des eigenen Selbst und des Geschehens um mich zu sein. Mit dem Unterschied allerdings, dass dem Wegtaumeln nicht eine Erleichterung und ein Lächeln folgen, sondern der Krallengriff eines Dämons, der sich meiner bemächtigt. Er ist Ausgeburt jener Angst, die ausgelöst wurde durch den Satz, dass ich nicht tiefer als auf den Boden fallen könne.

Die Aggressions- und Stinkphase währt danach noch zwei Tage. Bekanntlich macht Angst nicht nur aggressiv, sondern auch ordinär. Das kann sich auf verbaler Ebene oder im Verhalten ausdrücken. Ich ziehe beide Register. Mit der Zeit spüre ich aber, dass der Schmerz nachlässt, sobald ich in eine versöhnliche Gemütslage gerate.

Ich werde am siebten Tag nach der OP vorbereitet für die Übersiedelung von der Beobachtungsstation, die nun nicht mehr Vor-, sondern Nachhölle ist, ins normale Bettenhaus der H15. Von den Mitpatienten kann ich mich nicht verabschieden, sie sind mit ihrem Überleben beschäftigt. Um so herzlicher und in gewisser Hinsicht wehmütiger ist mein Abschied von den Pflegerinnen und Pflegern. Während ich hinausgeschoben werde, erfasst mich nochmals tiefe Dankbarkeit, die sich rasch verflüchtigt beim Transport durch dieses undurchschaubare System von Brücken, Lifts, Übergängen und Korridoren in meine mir schon vertraute Station H15.

Offensichtlich ist aber meine zweite Ankunft im roten Bettenhaus verfrüht, mein Bett ist noch nicht hergerichtet. Also deponiert man mich vorläufig in einem anderen Zimmer und stellt mir das Mittagessen neben das Bett, das noch immer rundum mit Gitter eingefasst ist. Ich bin allein. Teilnahmslos blicke ich auf den Teller mit dem riesigen Warmhaltedeckel. Mit dem Blick taste ich jede Erhebung an der Decke ab, zähle die leeren Betten, dann die Steckdosen. Ich versuche den Sinn des rostbraunen Metallgerüsts vor den Fenstern auszumachen, später beobachte ich eine Fliege, die hundert Mal an derselben Fensterecke anstößt und immer hässlichere Geräusche von sich gibt. Hin und wieder blicke ich auf den zugedeckten Teller, ein Windhauch von Fischduft weht zu mir herüber. Ich drehe den Kopf. Fisch?

Plötzlich und zum ersten Mal nach sieben Tagen überkommt mich Hunger. Ein maßloses Verlangen nach Fisch. Ich nehme mir nicht mal die Zeit zum Klingeln, damit ich gefüttert werden kann. Nein. Ich hole meinen rechten Arm unter der Bettdecke hervor, taste mich zwischen den Gitterstäben zur kleinen Spalte zwischen Deckel und Teller vor, schiebe meine Finger hinein in das Geheimnisvolle, und ertaste ein paniertes, weiches Etwas. Dann packe ich zu, ziehe das fettige, dicke Stück mit Wucht zwischen den Gitterstäben hindurch über die Bettdecke zu mir und fresse mich, nun beide Hände zu Hilfe nehmend, gierig in das ordinäre Stück Fisch hinein. Als ob ich mir damit einen Weg ins neue Leben erobern könnte.

Eine Pflegerin, die jetzt endlich ins Zimmer kommt, schnappt kurz nach Luft, holt geistesgegenwärtig eine der Bett-Unterlagen für Inkontinente aus dem Schrank und knüpft sie mir breitflächig über die Brust und um den Hals. In kürzester Zeit futtere ich das ganze fettige Stück Kabeljau bis auf die letzte Faser und das letzte Krümelchen auf. Normalerweise ist das nicht meine bevorzugte Art der Fischzubereitung. Aber jetzt ist das derb Gebackene paradiesisch gut.

Ab da geht es aufwärts mit mir. Ich bin plötzlich hellwach. Die Pflegerin wäscht mir Gesicht, Ohren, Arme und die vom Fett triefenden Hände und reibt diese anschließend mit wohlduftender Handcreme ein. Und ohne ein Wort des Tadels oder Unmutes überzieht sie das Bett neu. Ich lasse alles geschehen, als wäre ich in einem Wellnesscenter.

Mein veränderter Zustand wird sofort registriert. Deshalb entfernt eine Pflegerin vorsichtshalber den Greifbügel über meinem Bett, damit ich mich nicht im neu auftretenden Tatendrang daran vergreife, um mich hochzuziehen. Also heißt es: immer noch flach liegen, immer noch durch Gitterstäbe hindurchschauen oder zu dem Tischchen greifen.

Die Sozialarbeiterin, die kurz darauf mein Zimmer betritt, setzt sich an mein Bett und drückt ihren Kopf auf ihre Schulter, während sie mit mir spricht, um quasi denselben Blickwinkel zu mir herzustellen. Ich muss kurz lachen, weil sie mich an Modiglianis Geschöpfe erinnert.

Ernst und sachlich klärt sie meine Lebenssituation ab. Stockwerk? Lift? Betreuung möglich? Bei allem schüttle ich den Kopf.

»Das bedeutet«, antwortet die solid argumentierende Dame: »Variante eins, neue Wohnung suchen, entweder ebenerdig oder mit Lift und Privatpflege zu Hause, Sie sind ja als Schweizerin gut versichert, Variante zwei wäre ein offenes Pflegeheim.«

Dabei holt sie aus ihrem aus moosfarbenem Garn gehäkelten Rucksack einen neuen Ordner, um nach der Liste mit den nötigen Adressen zu suchen. Ich nehme das alles ziemlich unbeteiligt entgegen. Vorerst ist es auch komisch, und es macht sich eine kleine pupsige Freude oder Lust in mir breit, weil eine totale Veränderung ansteht. Etwas neu gestalten war schon immer eine meiner Leidenschaften.

Während die Sozialarbeiterin auf einem Blatt Kreuze in ein Raster platziert und anschließend auf einer Liste kontrolliert, ob sie alle Punkte mit mir besprochen hat, erinnere ich mich an ein Foto aus einem dieser Paraplegiker-Hefte, auf die meine Kinder immer so ungeduldig gewartet haben. Ein junger Mann kocht in der Küche seines eigenen Hauses. Kein Tiefkühlfutter. Nein, aufrecht im Rollstuhl, in der rechten Hand eine flache Bratpfanne, lässt er ein hochgewirbeltes und gedrehtes Omelett zurücktanzen und offensichtlich in seiner Pfanne richtig landen.

Und ich denke, spreche es aber nicht aus: Wenn ich weiterhin selbständig kochen kann, dann ist alles gut, und ich benötige keine Pflegehilfe; ich werde, wenn ich mir mein eigenes Essen zubereiten kann, immer behaust sein. Ungeduldig warte ich, bis die Fragebogendame endlich weg ist.

Ich mache keinerlei konkrete und sogenannte machbare Zukunftspläne innerhalb der Koordinaten Pflegeheim und Rundum-die-Uhr-Betreuung. Zu einem der Ärzte, der später noch einmal vorbeikommt, sage ich deshalb und nicht hundertprozentig ernst gemeint: »Ich will wieder um den Fuschlsee wandern.«

Er lacht, nicht spöttisch, nicht verlegen, einfach so, als könnte er meine Äußerung in diesem Moment verstehen. Das tut gut. Mittlerweile ist meine ganze Aufmerksamkeit auf das gerichtet, was mit mir in Zimmer Nummer 4 auf H15, wohin ich schließlich gebracht wurde, passieren wird. Ich bin bereit für das Neue.

DAS TAFTKLEID

Weil das Wochenende ansteht, schaut noch kurz die rehäugige Sabine bei mir vorbei und erklärt mir, dass sie mich in den nächsten Wochen physiotherapeutisch begleiten wird. Dazu packt sie nacheinander meine schlaffen Füße und drückt die Zehen, so weit es nur geht, Richtung Knie. Ich spüre nichts, und doch meine ich zu wissen, dass das der Anfang einer wunderbaren Zusammenarbeit ist. Lachend schwebt sie aus dem Zimmer und entlässt mich in Nachmittagsstille und Zuversicht zurück. Mein Bett steht direkt neben dem Fenster. Die anderen beiden Betten neben mir sind leer. Am Wochenende werden keine Neuaufnahmen gemacht. Was für ein Glück. Ich bin mit mir.

Bilder ziehen vorbei: Ich liege dösend und wohlig geschüttelt im Schlafwagen auf der Strecke zwischen Zürich und Berlin. Kurz vor Mitternacht kommen zwei Schlafgäste dazu. Die beiden Frauen, den Stimmen zu entnehmen eine junge und eine alte, flüstern aufgeregt miteinander. Mir kommt vor, als müssten sie irgendetwas Heikles erledigen. Nach ungefähr einer Stunde ist es still, das Licht wird gelöscht. Die Ältere fällt in sanftes Schnarchen. Mitten ins Dunkel hinein beginnt die junge Frau lebhaft, fast sprudelnd und zwischendurch vor Freude quietschend, auf mich einzureden, als ob sie mich schon immer gekannt hätte. Sie erzählt mir über ihre Reise nach Nürnberg,

49

über die Geburtstagsfeier des Onkels, von der Torte mit kleinen, steinharten sieben Zwergen samt Schneewittchen auf dem Zuckerguss; sie beschreibt detailgenau Verwandtschaftsverhältnisse und Bekleidung der anderen Gäste, die misslungenen Zauberkünste eines Cousins und dass der Onkel am Ende zu viel getrunken und das Glas umgekippt habe. Das alles kommt mit Inbrunst und einer überpurzelnden Freude daher, die mich erheitert, mich Fragen stellen lässt und mir die Reise durch die Nacht ohne Schlaf angenehm und erfreulich macht.

Nach Stunden wird die junge Frau müde und schläft ein. Der Morgen dämmert. Ich muss aufs Klo und klettere vom oberen Bett hinunter. Mein Blick fällt auf das Gepäck der beiden Damen. Da liegt ein festliches, königsblaues Taftkleid und daneben lehnen, schön säuberlich nebeneinander an den Koffern aufgestellt, zwei hölzerne Beinprothesen, wohl bis zum Unterleib reichend und mit einer komplizierten Vorrichtung für die Befestigung an der Taille. Ich halte kurz den Atem an. Und dann schaue ich lange auf das schlafende, vollkommen entspannte Gesicht der jungen Frau.

Eine Pflegerin bringt mir einen Joghurt und stellt ihn auf das Beistelltischchen.

»Ich will Sie vorher noch sauber machen.«

Sie dreht mich auf die Seite und hängt den Urinsack, der wegen der Mengenkontrolle nur abends und morgens geleert wird, auf die andere Bettseite. Flink wechselt sie die verschiedensten Einlagen, Unterlagen, Zwischenlagen. Mein Blick schweift zum Fenster, hinaus ins schönste Augustwetter. Ich wage nichts zu fragen.

Dann tauchen neue Bilder auf. Eine ganze Flut. Es sind Erinnerungen an körperlich eingeschränkte Menschen, die mein Leben irgendwann gekreuzt haben. Wie an einem Silberfaden ziehend, hole ich sie mir Zug um Zug zu mir mitten ins Herz.

Ich sehe (und höre!) den schillernden, seit seiner Kindheit blinden Ray Charles, der der Menschheit mit sieben verschiedenen Frauen zwölf Kinder und Hunderte von wunderbaren Songs geschenkt hat.

Ich denke an den an Lateralsklerose erkrankten Astrophysiker Stephen Hawking, dessen Lebensdauer auf höchstens drei Jahre veranschlagt wurde und der mir nun, als Siebzigjähriger, mit seiner legendären elektronischen Stimme immer noch das Staunen über das Wunder »Kosmos« schenkt. Gefragt nach dem, was er seinen Kindern auf den Lebensweg mitgeben würde, antwortete er: »Schaut in die Sterne und nicht auf die Füße.«

Ich sehe vor mir die mexikanische Malerin Frida Kahlo, über deren Turboleben ich – komischer Zufall oder Vorahnung?! – ein Jahr zuvor ein Theaterstück geschrieben habe.

Ich denke an Franklin D. Roosevelt, der ebenfalls an Poliomyelitis erkrankte, über mehrere Amtszeiten hinweg Amerika aus dem Rollstuhl präsidiert und regiert hat.

»Ich muss Sie nochmals auf die Seite drehen; wir müssen Fieber messen«, sagt die Pflegerin.

Ich spüre nichts. Ich bin in einer anderen Welt. Denn da kommt *er* daher, der greise Igor Strawinsky! Ein Dokumentarfilm über seinen letzten öffentlichen Auftritt in London mit »Le Sacre du Printemps« läuft vor mir ab: Der russische Komponist wird im Rollstuhl durch den Konzertsaal zum Dirigierpult geschoben, von starken Männern buchstäblich hochgestemmt und eingeklemmt zwischen Dirigierpult und Rückengestänge.

Und da steht er nun, der winzig kleine Mann vor »seinem« Klangkörper. Mit einer minimalen Bewegung des Unterarms holt er den Dirigierstab vom Pult, schaut die Musiker lange an, und dann zieht, nein lockt er mit einer noch unauffälligeren Bewegung das Fagott wie aus dem Nirgendwo hervor, lässt es mit anderen Bläsern, später mit den dazukommenden Streichern flirrend und luzid umhertanzen, bis schräge, schrille Trompeten die Urgewalt ankündigen, die jetzt grollend und fordernd über alles hereinbricht.

Ab da schaut Strawinsky nicht mehr auf seine Musiker. Er schaut einwärts. Seligkeit und Dankbarkeit liegen in seinem Blick. Dass der Komponist in diesem ganz nach Innen gerichteten Sein, bei fast totaler Einschränkung seiner körperlicher Bewegungsfähigkeit, die Musiker auch in der archaisch hereinstürzenden Erdgewalt nicht entgleisen lässt, das haut mich, nun mindestens drei Jahrzehnte später, fast aus dem Bett. Ich glaube, ich lache.

Die Pflegerin meint, dass das eine freudige Reaktion auf die Feststellung sei, dass ich kein Fieber habe. Macht nichts. Woher soll sie wissen, dass das Fieber tiefer drinnen kocht.

All die Bilder und Ereignisse, die vor meinem inneren Auge vorbeiziehen, tun mir gut. Sie bewahren mich davor, mit meinem Schicksal zu hadern oder gar zu verzweifeln. In einem Anflug von Versöhnung, der schon fast einer Verbrüderung mit meinem gelähmten Körper gleichkommt, drängt sich mir allmählich immer klarer etwas Erklärendes auf: das Symbol der Transformation, der Wandlung in meinem Bewusstsein.

Die Pflegerin ist längst gegangen. Ich liege in diesen stillen Nachmittagsstunden im fünfzehnten Stock der Klinik und finde Trost, mehr noch, einen Schlüssel, um meine Situation anzunehmen.

Ich bin weder Sportler noch Musiker, auch kein Astrophysiker und kein US-Präsident. Ihre Leistungen sind nicht wichtig, sondern *wie* diese Ausnahmemenschen sie erbringen oder erbracht haben! Ihre Lebensintensität weist mir den Weg – mit allem Abgründigen und Beglückenden. Es ist ihre Inbrunst, ihr Feuer, das nicht auf halber Flamme dahindämmert, vielmehr lichterloh brennt. Sie sind für mich der leibhaftige Beweis, dass ein Leben mit Behinderung kein verlorenes Leben ist, nichts an Intensität einbüßt und überdies eine Verbindung zur ganzen Menschheit knüpft.

Lebensintensität hat wenig zu tun mit unbeschränkten Möglichkeiten, sondern nur damit, was wir mit dem vom Schicksal »Angebotenen« machen. Mit diesem Gedanken kann ich meine Lähmung annehmen, kann ich den Schrecken darüber loslassen. Und es bemächtigt sich meiner eine Art wissende Melancholie, die mich nicht absaufen, sondern in einem eigenartig wohligen Zustand zwischen Schlummer und klarem Verstand schweben lässt.

DER TRAUM

Das Telefon klingelt. Da außer meiner Familie niemand meine Nummer kennt, nehme ich den Hörer ab.

»Ich will dich jetzt sehen«, sagt mein Mann entschieden.

»Ja! Komm!«, kann ich jetzt antworten und vermag kaum zu warten, bis er da ist.

Also bin ich nun nicht mehr bloß Kreatur, sondern soziales Wesen und bereit, Peter zu empfangen. Er hat sich in den nächsten Flieger gesetzt und kommt fünf Stunden später zur Tür herein. Den Rucksack voll bepackt mit vielen praktischen Dingen, wie Schreibzeug, Klebeband, Sicherheitsnadeln, Leimstift, Büroklammern, einfach mit all dem wunderbaren Kleinkram, mit dem man sich häuslich einrichten kann.

»Und hier ist noch dein Traumtagebuch, ich habe schnell eine Kurve in deine Wohnung gemacht«, sagt er.

Ich schaue ihn verblüfft an.

»Dein Erlebnis ist so einschneidend, dass du bestimmt eine Vorankündigung im Traum erhalten hast.«

»Nicht dass ich wüsste«, antworte ich und bitte ihn, eine Kunstkarte oberhalb meines Bettes zu befestigen.

Es handelt sich um den Erzengel Raphael, eine jener geheimnisvollen Wandmalereien aus dem moldawisch-rumänischen Kloster Hurez, die meine Freundin Brigitte zusammen mit Kaugummi und einem Duftfläschchen mit der Aufschrift »Erwachen« in der Beobachtungsstation der Neurochirurgie vor ein paar Tagen für mich abgegeben hat.

Peter platziert den mit sechs Flügeln versehenen Seraphen so, dass ich ihn auch ohne Körperverrenkungen sehen kann. Sein imposanter Stab, der, so steht es auf der Rückseite der Kunstkarte, Symbol für Kraft und Urteilsvermögen ist und die »Richtung gibt«.

Letzteres habe ich erst später wirklich verstanden. Ich nehme das Traumtagebuch in die Hände, blättere ungeschickt die letzten zehn beschriebenen Seiten zurück. Und finde den Traum, von dem Peter sprach:

»Traum zum 21.6.: Fremdes Haus, fremde Räume, es soll dennoch meine Wohnung sein. Ich stelle fest, dass Diebe die Eingangstür zur Wohnung samt Rahmen aus der Fassung herausgerissen und mir alle lebenswichtigen Dinge gestohlen haben.

Ich verlasse die Wohnung, um nach den verlorenen Gegenständen, die meine Identität ausmachen, zu suchen. Aber ohne Tickets oder Abonnements und ohne Geld bin ich völlig verloren, kann mich nirgends richtig festhalten oder bewegen in einem dunklen Untergrundbahnsystem mit immer wieder neuen verschlossenen Ausgängen, mit Türen, die sich öffnen und sich hinter mir wieder schließen.

Ich bin verzweifelt und über alle Maßen aufgeregt. Eine Stimme in mir sagt laut: ›Ich muss in eine Therapie, um gesund zu werden.‹

Dann befinde ich mich auf der sogenannten ›Himmelswiese‹ hoch über Wien. Vor mir liegt ein steil abfallender, tief hinunterreichender Abhang. Ich verliere den festen Stand unter meinen Füßen und rutsche und rutsche in einer unnatürlich langen ›Einstellung‹ bergab, dabei bis über die Taille in Schnee und Eis und Erdbrocken versinkend. Dorniges Gestrüpp überwuchert das abschüssige Gelände.

Die Dornen bohren sich in Beine und Unterleib, sodass ich übersät bin mit Tausenden von kleinen Wunden, in denen sich je ein perlenförmiger Blutstropfen bildet. Irgendwann und irgendwie schaffe ich es unter größter Kraftanstrengung, auf den Ellbogen den Hügel hinaufzurobben.

Oben angekommen, richte ich mich auf. Ich stelle fest, dass meine verloren geglaubte Handtasche an meiner Schulter hängt. Ich öffne sie und sehe alle vermissten Karten und Gegenstände und auch alles Geld ordentlich drin liegen.«

Verblüfft lasse ich das Traumtagebuch auf die Bettdecke sinken. Genau fünf Wochen vor meinem Un-Fall hat mich mein Unbewusstes oder mein innewohnender Traum-Architekt auf das kommende Ereignis aufmerksam gemacht. Doch meine angefügten Kommentare haben diesen Traum viel kleiner und profaner eingeordnet, zumal ich seit meiner Beschäftigung mit Träumen weiß, dass Träume übertreiben, um einen Inhalt möglichst deutlich zu machen. Ich vermutete damals, dass es sich bei diesem Traum um die Ankündigung einer mittleren seelischen Talfahrt handeln könnte, aus der ich aber ungeschoren wieder heraustreten würde.

Solche Omen machen die Sache nicht größer oder kleiner. Aber man kann mit dem Vorgefallenen besser umgehen, weil einem das Bewältigen der auferlegten Aufgabe mehrmals und in verschiedensten Erscheinungsformen nahegelegt wird.

Ich, die ich beim Geschichtenerzählen zum Missfallen anderer oft zur Übertreibung neige, habe nun gerade bei diesem Traum zu klein gedacht. Und offensichtlich musste das Schicksal eine starke Geschichte inszenieren, um mich dorthin zu führen, wo es mich haben will.

Das alles ist beruhigend und beunruhigend zugleich. Beruhigend, dass ich auf das »Einbrechende« prophetisch vorbereitet wurde und dass der »Einbruch« nicht meine »Schuld« ist, beunruhigend, dass ich die Botschaft oder den Sinn des »Einbruchs« in mein Leben nicht oder noch nicht verstehe.

Eines ist mir indes sofort klar: Wenn es rund um den »real existierenden« Vorfall keinen Täter und keinen Schuldigen gibt und ich im Traum zu mir laut und deutlich und entschieden sage: »Ich muss in eine Therapie, um gesund zu werden«, dann bedarf irgendein Teil meines Wesens einer Heilung. »He restoreth my soul«, da ist er wieder, der Hilferuf, der nicht vom Bewusstsein, sondern von meinem allwissenden, verborgenen Unbewussten kommt.

Vor mehr als vierzig Jahren erklärte mir eine russische Fremdenführerin anlässlich einer Reise nach Moskau, dass im östlichen Teil Russlands und in vielen anderen Kulturen, in denen schamanistische Rituale praktiziert werden, die Jungverheirateten beim Bauen eines neuen Hauses zuerst die Türen anbringen, um die Dämonen abzuhalten. Denn wenn der Rahmen oder die Fassung der Haustür eingerissen wird, sei man bösen Energien ausgeliefert. Bezogen auf mich und meinen Traum fällt mir nun auf, dass ich ja durch meine Querschnittlähmung auch die »Fassung« und den »Rahmen« verloren habe, just so wie im Traum »Türrahmen und Türfassung eingerissen« wurden. Und der »Einbruch« im Traum kommt ja auch dem »Einbruch in mein Leben« gleich.

Bei genauerem Vergleichen der Worte in Traum und Realität, kann man nur staunen. Auch sind die Bilder verblüffend präzise. Ich bin nämlich nicht »verunfallt« irgendwo in den Bergen oder im Straßenverkehr. Nein, ich sinke aus dem Stand heraus und in Zeitlupe in mich zusammen. Das System »Edith« implodiert. Und ich tauche ab genau in jenem Eingangsbereich meiner Wohnung, wo ich mich auch im Traum verzweifelt befinde, weil ich feststelle, dass die Tür samt Rahmen und Fassung eingerissen und bei mir eingebrochen wurde. Selbst das »Robben« auf dem Bauch mit Hilfe der Ellbogen kommt sowohl im Traum als auch in der Realität vor, da ich, um ans Telefon zu gelangen und anschließend die Tür für Dora zu öffnen, in meiner Wohnung ziemliche Strecken robbend bewältigen musste, was nicht wenig anstrengend war, denn ein lahmer Körper hat eine sehr träge Masse, als hätte er nun auch ein anderes spezifisches Gewicht.

Nach neuestem neurowissenschaftlichem Stand kann man einen Traum als rein neuronalen Zustand erklären. Daran gibt es zu Recht keine Zweifel. Aber *wie* es zu diesem speziellen neuronalen Zustand kommt, bleibt für mich mehr denn je offen. Kraft, Zuversicht oder gar Mut aus einem Traum beziehe ich nicht aus dessen rationaler Erklärung oder durch das Analysieren der neuronalen Netzwerke in meinem Kopf. Alles, was mich als genuines Geschöpf ausmacht und nur mich angeht, lese ich aus der Irrationalität der vermittelten Botschaft.

Josef hat Pharaos Träume von den sieben fetten Kühen und sieben mageren Kühen nicht durch das Erforschen des frontalen oder hinteren Gehirnlappens, sondern durch seine Bereitschaft für die Macht der Bilder »gelesen«. Fantasie und Vorstellungsvermögen waren des Traumdeuter Josefs Losung zur Rettung des ägyptischen Volkes.

Dass die aus dem magischen Symbol gewonnene Erkenntnis exaktes Denken und total pragmatisches Handeln in der Realität erfordert, gehört aber zwingend auch dazu, sonst löst sich alles auf in esoterischem Gesäusel und zeitigt null Konsequenzen im realen Leben.

Interessant ist, dass vom tschechischen Ökonomen und ehemaligen persönlichen Berater Václav Havels, Tomáš Sedláček, Josefs Traum in seinem Buch »Die Ökonomie von Gut und

Böse« als »brauchbarer« Mythos herangezogen wird in diesen Zeiten der entgleisten Gier nach »immer noch mehr«.

Beweisführungen im wissenschaftlichen Sinn gibt es in der Trauminterpretation nicht. Man kann lediglich Traum und Vorkommnisse in der Realität sorgfältig miteinander in Beziehung bringen. So taste ich mich langsam an den Inhalt heran, wohl wissend, dass Träume immer verschiedene Aussageebenen beinhalten. Ich spreche und jongliere mit Worten, Begriffen und Bildern, Symbolen und spinne einen Faden, der mich, wie von Ariadne ausgelegt, zum Ziel, zur Botschaft hinführen soll.

Allein die Bezeichnung des zentralen Vorgangs im Traum, nämlich das »Fallen«, zieht eine endlos lange Reihe verwandter Wörter mit vieldeutigem Inhalt mit sich: Verfall, Tonfall, Falle, Zufall, Fallbeil, gefallen wollen, gefallen (im Krieg getötet worden), missfallen, umfallen, Reinfall, Abfall, Abfallen (von Gott), Unfall, Fall und vieles mehr. Offensichtlich lasse ich fremde Energien bei mir andocken und eindringen, ohne dass ich sie abwehre und ihnen Einhalt gebiete. Das passiert alles in meinem Inneren, man darf die Gesellschaft getrost außen vorlassen.

Diese von mir munter herumgetragene Andockfläche für Zerstörerisches ist meine dunkle Stelle in mir, mein unbeachteter Schatten, oder vulgärer ausgedrückt, die Leiche in meinem Keller, die ich ins Bewusstsein holen muss.

Mir wird immer klarer, dass ich das unterlassen habe. Und da ich nach wie vor Heraklits Dauerbrenner »Du bist dein Schicksal« im Hinterkopf deponiert habe, beginne ich langsam zu ahnen, dass ich buchstäblich in die Knie gezwungen werden musste, um es endlich zu kapieren. Über andere Kanäle konnte sich mir mein Selbst oder diese unerschütterliche innere Gewissheit nicht mitteilen.

Noch befinde ich mich am Anfang dieser Reise. Noch liegt alles im Diffusen, Geheimnisvollen. Aber eine beruhigende

Feststellung hilft mir: »Ich werde genügend Zeit haben, mich der Lösung des Rätsels anzunähern.« Es fühlt sich wie ein neuer Gewinn in meiner elenden Situation an. Ich weine. Ganz ruhig. Nicht aus Verzweiflung. Vielmehr spüre ich, dass ich mit dem Lauf der Dinge einverstanden bin.

DIE ENTSCHEIDUNG

Montagmorgen. Betten werden hinaus- und mit neuen Patienten wieder hereingeschoben. Arztvisite, Waschen, Blutdruck und Puls messen. Jede Pflegerin, jeder Pfleger, der neu ins Zimmer tritt, stellt sich mit Namen und Händedruck vor. Man stellt ein Tablett mit üppigem Frühstück über meine Bettdecke. Zum ersten Mal wird das Oberteil aufgerichtet: Nun sitze ich mit Hilfe von Kissen, die an den Seiten abfedern und stützen. Auf dem Tablett befindet sich ein Becherchen mit einer Tablette. Ich gebe sie wieder zurück. Die Schmerzen sind weg. Ab jetzt verabreicht man mir bis zum Ende meines Aufenthalts nichts anderes als täglich eine Kapsel mit Vitamin B12.

Sabine steht wieder an meinem Bett, packt meinen Urinsack und schnallt ihn kurzerhand mit einem Haken an ihren Taillengürtel, als handle es sich um einen kostbaren Schlüsselbund oder einen Samtbeutel mit Juwelen. Dann stemmt sie mich mit einem Pfleger hoch, hebt mich in einen Rollstuhl und fährt mich in den Therapieraum. Auf dem Massagebett zieht und dreht und beugt und knuddelt sie meine Glieder. Auch wenn ich nichts spüre, sehe ich die Bewegungen, die sie an mir ausführt. Ich verfolge alles haargenau.

Bald frage ich: »Glauben Sie, dass ich irgendwann einmal wieder gehen kann?«

Sie schaut mich ruhig an und antwortet: »Man kann gar nichts sagen, wir wissen es nicht.« Und dann der magische Satz, den ich schon einmal gehört habe: »Alles ist möglich.«

Das genügt mir. Es verunsichert mich nicht. Vielmehr kommt in mir eine Stimmung auf, die mich die beiden Enden der Skala annehmen lässt. Die eine Option ist: Leben im Rollstuhl und Inkontinenz – die andere Option ist: möglichst weitgehende Wiederherstellung der körperlichen Funktionen.

»All shall be well«, dieses Credo aus den Offenbarungen der englischen Mystikerin Juliana von Norwich aus dem 14. Jahrhundert kursiert schon lange in meinem Familien- und Freundeskreis, wenn einer von uns in einer vermeintlichen Zwickmühle sitzt. Jetzt beruhigt mich dieser Satz als Droge, ähnlich einer milden Dosis Psychopharmaka. Von derselben Juliana von Norwich stammt auch der Satz: »Es ist notwendig zu fallen.« Bis jetzt hatte der für mich so gut wie gar keine Bedeutung; jetzt ist er mir Leitmotiv.

Beide Szenarien anzunehmen, findet sofort eine tiefe Verankerung in meinem Bewusstsein. Und es stellt sich so etwas wie eine erlösende Absichtslosigkeit ein.

Ob ich mich dieser nun vor mir liegenden totalen Ungewissheit hätte in früheren Jahren stellen können, weiß ich nicht, wahrscheinlich nicht. Aber ich habe nun in beinahe sieben Jahrzehnten intensiv gelebt, begleitet von komfortablen familiären Umständen. Dass das jetzt alles »so« nicht mehr möglich ist, empfinde ich nicht als anmaßend.

Zurück im Zimmer, entdecke ich auf meinem Tischchen Hochglanz-Warenkataloge mit Krankenhausbedarf und Lebenshilfen für den Alltag Behinderter und die Pflege zu Hause. Ich bin von meinem kleinen Ausflug aber so erschöpft, dass ich sie nicht berühre, sondern nur mit halb geöffneten Augen zusehe, was sich um mich herum tut.

Die konzentrierte Arbeit der Pflegenden schafft ein Klima,

das man am ehesten mit guter Arbeitsatmosphäre beschreiben könnte. Und das springt schnell auf mich über. Ich bin bereit, mit meinem Körper und meinem Kopf mitzuarbeiten und mit den Menschen hier in der Klinik zu kooperieren. Die Rechnung ist ganz einfach: Ich kann mein Schicksal offenbar nicht selbst bestimmen, ich kann es nur annehmen und aushalten. Aber ...

Aber ich kann selbst entscheiden, *wie* ich mit diesem Schicksal umgehe. Ich will alle meine Kräfte auf schöpferische Art und Weise investieren. Ich hege keine Erwartung, dass ich je wieder aufrecht gehen kann. Aber ich entscheide mich dafür, aufrecht gehen zu *lernen*. Wie weit ich es dann bringe auf diesem Weg, ist eine andere Sache und bleibt vorerst offen.

Und in was werde ich investieren? In das Neue, in beide auf der Skala möglichen Lebensentwürfe! Meine Lebenssituation ist für das notwendige Aussteigen aus dem alltäglichen Pflichtenheft denkbar günstig. Da sind keine kleinen Kinder, die betreut werden müssen, auch niemand sonst braucht meine Hilfe oder erwartet etwas von mir. Das halbe Dutzend fertiger, unveröffentlichter Theaterstücke und zwei fertige Filmdrehbücher, die auf ihre Umsetzung warten, können getrost noch weiter warten. Auch gibt es nichts, das noch unbedingt erledigt werden muss. Die Steuererklärung für das laufende Jahr ist ausgefüllt. Ich bin frei.

Ich bin frei, weil mich etwas, was nichts mit meinem Kleingeist zu tun hat, überwältigt hat. Und Dr. Novaks Satz »Gehen wir es an!« unmittelbar vor der Operation wächst in seiner Bedeutung. Ich gehe »es« an und ich »gehe« es an.

In diesem Moment fällt die Entscheidung.

Vage im Wortlaut, genau in der Aussage, erinnere ich mich an eine Textstelle von Goethe, die ich später im Original nachlese:

»In dem Augenblick, in dem man sich ganz seiner Aufgabe verschreibt, bewegt sich alle Vorsehung auch, alle möglichen

Dinge, die sonst nie geschehen, um einem zu helfen. Ein ganzer Strom von Ereignissen wird in Gang gesetzt durch diese Entscheidung, und er sorgt zu den eigenen Gunsten für zahlreiche unvorhergesehene Zufälle, Begegnungen und materielle Hilfen, die sich kein Mensch vorher je erträumt haben könnte. Was immer du kannst, oder dir vorstellst, dass du es kannst, beginne es. Kühnheit trägt Genius, Macht und Magie in sich. Beginne jetzt!«

Also beginne ich jetzt. Ich will diese anstehende Genesung meines Körpers und meiner Seele so gestalten, dass ich von meinem Bett aus mein neues Leben erfinde oder »finde«, wie ich es von einem guten Kunstwerk verlange: glühend in der Intensität, streng in der Disziplinierung.

Auf meine Situation übertragen, heißt das: ausschließliche Konzentration auf das, was jetzt und hier ist, sodass die Unterstützung der helfenden Menschen oder die ohnehin immer vorhandenen Selbstheilungskräfte, denen ich große Bedeutung beimesse, in mir ungehindert wirken können.

Mein Aufgabenheft erfordert eine neue Ordnung in meinem Kopf. Sie heißt Kooperation, was in meinem Fall heißt, dass ich alles Angebotene annehmen will. Hier im Krankenhaus geht es um drei Komponenten: ganz profanes, intensives Körpertraining (Querschnittlähmung kann man nicht mit Räucherstäbchen beheben), schulmedizinische »Wartung« und geistig-mentale Konditionierung. Ich nenne das physisches *und* psychisches Engineering.

DIE REINIGUNG

Ich habe mich dafür entschieden, kompromisslos nach vorne zu schauen. Das kann aber nur nach einer vorangegangenen Reinigung funktionieren. Was bedeutet: sich von allen Altlasten zu befreien. Rückschau ist angesagt! Um diese mir vom Schicksal aufgedrängte Gegenwart zu verstehen und in ihr zu sein, was ja einer stetigen Vorwärtsbewegung gleichkommt, muss ich das, was hinter mir liegt, verstehen. Zu einem reinigenden und bilanzierenden Blick auf die Vergangenheit habe ich jetzt Zeit.

Ich erinnere mich an eine Theateraufführung vor zehn Jahren im Rahmen des Festivals von Edinburgh. Höhepunkt des Programms ist das Gastspiel einer Laientheatertruppe aus Burkina Faso. Sie tritt auf in einem viktorianischen Theater mit dicken roten Samtvorhängen und kunstfertig geschnitzten Sesseln. Auf der Bühne herrscht kahles Licht. Kreisförmig angeordnet stehen sieben ovale Wasserwannen aus Zink. Außerdem gibt es sieben kleine Schemel. Auf diesen sitzen, in demütiger, gebückter Haltung, vier Frauen und drei Männer. In der Hand halten sie ein Schöpfkesselchen. Eine junge Frau beginnt zu sprechen. Sie erzählt ihre Lebensgeschichte. Es ist eine Biografie von sexueller Gewalt, Krieg, Armut, Schuld und Demütigung. Sie erzählt undramatisch, sachlich. Die Erfahrungen, die ihr Schicksal ausmachen, sind grausam genug und werden nicht, wie oft auf unseren Bühnen, mit Gebrüll und theatralischen Gebärden hochgejubelt. Am Ende schöpft sie mit ihrem kleinen Kesselchen mehrmals Wasser aus der großen Wanne und schüttet es über ihren Kopf. Und sie ruft laut mit entschlossener Stimme, dass sie sich von all dem Dreck, in den sie hineingeboren wurde und von dem sie bis dahin umgeben und gefangen war, wegspülen, wegwaschen und befreien will, um, gereinigt von allem Alten, ein neues Leben anzufangen.

Ein Spieler nach dem anderen erzählt nun seine Geschichte. Nach dem siebten Lebensdrama stimmen die Künstler einen Gesang an. Zu Beginn ist es ein vorsichtiges einander Zurufen und mündet mit starkem Crescendo in einen rhythmisch und harmonisch immer kraftvoller vorantreibenden Gesang, und die anfänglich gebückten Gestalten richten sich immer mehr auf – bis sie sich befreit erheben.

Es ist die vollkommene Darstellung des scheinbar fruchtlosen Bemühens, das schier Unüberwindliche von innen her zu durchdringen und einen Neuanfang zu wagen. Nun aufrecht, schöpfen sie immer mehr Wasser, bis alles nass ist, der Bühnenboden, die schweren Samtvorhänge und das Publikum bis tief hinein in die Zuschauerreihen.

Nach der Vorführung bleibt es lange still. Langsam und fast geräuschlos erheben sich die Zuschauer. Die Stille hält lange. Aber dann bricht es los, das begeisterte Tosen und Toben.

Eine neue Ordnung im Kopf verlangt viel mentale Arbeit, verlangt, allen Müll zu entfernen, um die eineinhalb Kilo Gehirn zu einem gereinigten Gefäß für das Neue freizumachen. Mir helfen dabei Gebete, andere meditieren.

Und ich entscheide mich außerdem dafür, mich aus dem aktuellen Geschehen des Weltzirkus völlig auszuklinken. Ich versuche auch, Gedanken- oder Assoziationsketten (Tagträume), die außerhalb »meines Themas« liegen, loszulassen, um das labile Gleichgewicht von Körper und Seele nicht zu stören.

Meine Aktualität ist auf H15.

Deshalb lasse ich über Peter mein soziales Umfeld darüber informieren, dass ich keine Besuche empfangen will, um nicht aus der auf mich bezogenen Konzentration gekippt zu werden. Ich muss nicht »abgelenkt« werden, damit es mir nicht langweilig wird. Im Gegenteil! Ich liebe die lange Weile.

Alle verstehen das, niemand ist mir gram. Was für gute Freunde! Echte Freunde, weil sie mir das zukommen lassen, was ich jetzt brauche: Zeit und Gelegenheit, »nur mir zu gehören«. Dennoch meine ich ihre Anteilnahme als nicht unbedeutenden Heilfaktor zu spüren.

Mein Zuhause sind jetzt: mein Bett, das Beistelltischchen mit einer Schublade, in der alles Platz hat, was ich benötige, und eine praktische bewegliche Ablagefläche, auf der ich allerlei geordnet ablegen kann. Direkt neben mir steht der geparkte luxuriöse Rollstuhl mit der Firmenaufschrift »Bständig«, was freilich in Schweizerdeutsch soviel heißt wie »(für) immer«.

Diese neue Welt ist gar nicht so klein, weil angefüllt mit Dingen, die ich bis dahin nicht kannte. Ich studiere jetzt völlig unvoreingenommen die Warenangebote in den Katalogen mit den verschiedenen Rollstuhl-Modellen und Krankenhauszubehör für den Hausgebrauch. Ich staune über all die Erfindungen wie Heimbadewannen, Treppenlift, Lätzchen, Spezialwindeln, Prothesen, Spuckschüsseln, Blutdruckmessgeräten, Alarmanlagen. Das alles ist ganz neu für mich. Fast spannend. Ich vermisse also nichts, im Moment. Ich sehne mich nicht nach dem Leben draußen. Ich vermisse keine Opernaufführung, kein Theater, kein Konzert, keine Kneipe. Und wie sich später herausstellen wird, überkommt mich auch nicht ein einziges Mal

Sehnsucht nach meiner Wohnung. Ich streife sie nur ganz kurz in Gedanken und lasse sie sofort wieder los.

Nach einigen Tagen merke ich, was mir nun doch fehlt. Es sind die Vögel. Ich höre lediglich von weit weg das unsympathische Gurren der Tauben. Da kommt mir die rettende Idee. Ich lasse mir die CD von Olivier Messiaens »Saint François d'Assise« bringen. Da gibt es im Lauf der fünfstündigen Oper am Ende des zweiten Aktes die »Vogelpredigt«. In diesem ergreifend schönen, sechsten Bild sieht man den von Tod und Krankheit auferstandenen Heiligen Franziskus, wie er zu den Vögeln predigt und diese feierlich segnet. Die Vögel antworten in einem großen Konzert, das fast eine ganze Stunde dauert. Geschulte Ornithologen (wie auch der Komponist Olivier Messiaen einer war) können, so sagt man, die verschiedenen Vogelstimmen ganz verschiedener Vogelarten heraushören. Ich kann nichts unterscheiden. Aber ich tauche ein in diese berückenden Klangwogen, die mich wie Ebbe und Flut hereinziehen, wieder loslassen und mich immer mehr als Teil einer Ur-Welt fühlen lassen. Mir kommt es vor, als würde ich mitsingen beim Jubilieren, Zwitschern, Kanonieren, Jauchzen, Zurufen und Tirilieren.

NEUE ORDNUNG IM KOPF

Da ich nun viel Zeit und Ruhe und immer behandlungsfreie Abende und Wochenenden habe, hole ich mir jede Menge Informationen zur »Paraplegie« und fühle mich bald als ausgewiesene Expertin. Paraplegie ist eine quer verlaufende Schädigung des Nervenstrangs, der im Innern des Wirbelsäulenkanals vom Gehirn in die untere Leibeshälfte läuft. Paraplegie oder Querschnittlähmung ist nicht zu verwechseln mit Verletzungen oder Abnutzungen der Wirbelsäule, die orthopädischer Behandlung oder Eingriffe bedürfen. Die Symptome beim kompletten oder inkompletten sogenannten »Konus-Kauda-Syndrom« sind: Ausfall motorischer, sensibler und vegetativer Körperfunktionen unterhalb der Schädigung.

Das Rückenmark gehört zum zentralen Nervensystem und bildet eine Verlängerung des Gehirns. Die vom Gehirn ausgehenden Nervenimpulse lösen die Bewegung der Muskeln aus. So wie in umgekehrter Richtung Informationen von den Sinnesorganen in den Gliedern zum Hirn gesendet werden. Neurologen und Neurochirurgen beschäftigen sich nicht ausschließlich, aber vornehmlich mit dem Gehirn und dem Rückenmark. Der knöcherne Spinalkanal schützt das Rückenmark. Je näher zum Kopf die Verletzung des Rückenmarks liegt, desto mehr Funktionen sind geschädigt.

Die häufigsten Rückenmarksverletzungen passieren auf der Höhe der Lendenwirbel – speziell bei Verletzungen im Sport. Bei mir liegt die Verletzung entlang von drei Wirbel-Etagen, nämlich von den untersten zwei Brustwirbeln und dem obersten Lendenwirbel. Ab da laufen bei mir sämtliche sensorischen Informationen nach unten aus dem Ruder. Sozusagen Nervenmus. Schmerz, Berührung, Temperaturen oder Lage der Gliedmaßen sind nicht wahrnehmbar. Aber man sagt mir zum Beispiel, dass meine Nierenfunktion nicht geschädigt ist. Das ist schon viel.

Bei mir geht es nun darum, das spinale Trauma abzubauen und die verbliebenen Muskeln am Oberkörper so zu trainieren, dass der Gebrauch des Rollstuhls keinerlei Probleme darstellt. Das ist sozusagen die Alltags-Hausaufgabe.

Weit darüber hinaus geht es aber vor allem darum, die, wenn auch noch so kleine Anzahl intakter Nervensignale zu nutzen und die von Dr. Novak miteinander wieder oder ganz neu verbundenen Nervenfasern neu zu programmieren. Genauer: Nervenverbindungen müssen in den verschiedenen Hirnarealen für vegetative oder muskuläre Funktionen in neue Konstellationen gebracht werden, damit sie neue Aufgaben übernehmen können. Die verlorengegangene Erinnerung muss ersetzt werden durch eine Neuorganisation und Neubildung der Synapsen, den Verbindungsstellen zwischen den Nervenzellen.

Man weiß, dass die Synapsen des motorischen Nervensystems immer nur in eine Richtung, von oben nach unten, wirken und dass andererseits die sensorischen Nervenzentren von unten nach oben Signale abgeben. Also nehme ich mir vor, meine längst zugewachsene große Fontanelle in der Fantasie zu öffnen und von oben Licht-Kräfte in mich hineinfließen zu lassen, die eine kräftige Abwärts-Bewegung bewirken. Das tue ich so oft wie möglich im Wissen darum, dass das Gehirn nicht zwischen realen und imaginierten Handlungen unterscheidet.

Dabei hilft mir die Vorstellung, dass Babys bei ihrer Geburt auch offene Stellen zwischen den beiden Gehirnhälften haben. So können sich bei der Geburt die Schädeldecken übereinanderschieben, damit das Köpfchen durch die engste Stelle des Geburtskanals hindurchgleiten kann.

Früher haben Hebammen die Wöchnerinnen gelehrt, dass in der Zeit, in der die Fontanellen noch geöffnet sind, die Energien des Himmels das Kind wie durch eine Nabelschnur von oben nähren und schützen. Erst wenn sich mit etwa zwei Jahren auch die größte der vier Fontanellen des Kindes geschlossen habe, sei das Geschöpf ganz angekommen in dieser unserer irdischen Welt. Dass Fontanelle »kleine Quelle« heißt, macht also Sinn. Dieses Sinn-Bild nehme ich als Vorlage in der Überzeugung, dass es in meiner Situation rationaler und irrationaler Kräfte bedarf.

Zu meinem Krankheitsbild gehört der »spinale Schock«, der Ausfall der Rückenmarksfunktionen, und er kann zwischen wenigen Stunden und lebenslänglich dauern. Innerhalb der ersten sechs Wochen gilt es, die Wirbelsäule zu stabilisieren und alles zu mobilisieren, im buchstäblichen und bildlichen Sinn, um Information zwischen Hirn und Muskulatur anzukicken und mit der Zeit nachhaltig in den Nervenverbindungen zu installieren.

Physiotherapeuten (und auch ich) haben allerdings andere Erfahrungen gemacht, nämlich die, dass bei stetigem Training von Körper und Hirn noch Jahre danach Veränderungen und Verbesserungen der Körperfunktionen stattfinden können. Am wichtigsten ist das »Dranbleiben«, »Nie-Aufgeben« und dass man immer und immer wieder die Entscheidung erneuert, dass man dranbleiben und nie aufgeben will.

Um mir selber Mut zu machen, halte ich mir des Öfteren die Darstellungen von Himmel und Hölle der Maler aus dem späten Mittelalter und frühen Barock vor Augen. Da zerren Kreaturen aus der Hölle am Menschen, verkrallen sich in ihn, sodass er sich wehren muss! Die Kräfte des Himmels dagegen, zum Beispiel Engel, halten lediglich ihre geöffnete Hand hin, damit der Mensch nach ihr greifen kann. Es steht dem Geschöpf Mensch völlig frei, sich zu entscheiden, ob er nach dieser Hand greifen will oder nicht! Ganz so, wie man es mich schon als Kind gelehrt hat: Auch wenn man das Göttliche nicht in sich spürt, ist es dennoch immer da, aber es schläft, wenn man es nicht immer wieder anspricht.

Wenn man also weiß, dass ein gestresstes Hirn bei Angstzuständen starre Verdrahtungen aufweist und dass sich im Stress- oder Angstzustand keine neuen jungfräulichen Verbindungen herstellen lassen, dann muss ich in meinem Gehirn Bedingungen schaffen, die ideal sind für ein neues Lernen. Neurologen nennen das: neue bioelektrische Schaltkreise installieren. Ich nenne das: mich empfänglich machen für eine neue Ordnung im Kopf.

Also bete ich viel, andere zählen Sandkörnchen oder bohren in der Nase, um zu entspannen. Keines ist schlechter als das andere. Wichtig ist: ganz bei sich zu bleiben und die Bereitschaft, dem Unbekannten Platz einzuräumen.

Ich vertreibe deshalb strikt das Flehende aus meinen Gebeten. Denn dem Flehen ist die Angst immanent. Komplett angstfrei macht mich die Musik von Johann Sebastian Bach. Bei ihm finde ich nicht nur das Tröstliche, das Ergreifende, sondern auch das Ordnende und das stetig Vorwärtsschreitende, das für mich dem Nichtaufgeben gleichkommt. Oft wähle ich die H-Moll-Messe, von deren Tonart man sagt, dass es die »Tonart der Geduld und der Annahme des Schicksals« sei. Beides, Gebet und Bach, schaffen in mir Freiräume. Man sagt, beten oder meditieren öffne die Zellen – heute alles ablesbar im Kernspin-tomogramm. Ich glaube es einfach so, weil ich es spüre. Es führt mich in eine Gelassenheit angesichts dessen, was da kommen soll und will, weil ich jetzt weiß, dass geschmeidige Nervenverbindungen bereit sind, neue Aufgaben zu übernehmen.

Unser Körper ist von Natur aus, so erklärt mir meine Physiotherapeutin, hungrig danach, sich ein Leben lang immer wieder den Umständen anzupassen, eine neue Ordnung einzurichten. So findet Evolution statt.

Wenn es stimmt, was der Neurologe und Psychotherapeut Manfred Spitzer sagt, dass Beten jene Region im Gehirn beeinflusst, die für die Sprache zuständig ist, dann macht der wohl berühmteste Satz der Bibel Sinn – und in meinem Fall insbesondere: »Am Anfang war das Wort.«

EVOLUTION

Da das intensive Training bereits so gut angeschlagen hat, dass ich mich ohne fremde Hilfe im Bett um neunzig Grad drehen kann, drängt es mich, meine Lage so oft wie möglich zu verändern. Ich will einfach nicht nur platt und bewegungslos daliegen. Die Pfleger sind froh über meinen Bewegungsdrang, weil so der gefürchtete »Dekubitus«, das oft auftretende Druckgeschwür bei bewegungslosen Patienten, bei mir keine Chance hat.

Mir geht es aber nur um die Bewegung. Ich strecke den Arm aus, packe die eine Seitengitterstange kräftig an und hebe mich dann, den Körper in einer Geraden haltend, mit Schwung auf die andere Seite, dabei nicht vergessend, vorher den Urinsack, der abends und morgens doch ziemlich schwer ist, auf der anderen Gitterseite anzuhängen, damit der Katheterschlauch nicht abgeknickt wird. Ein Rückstau in der Blase wäre fatal.

Zum Leidwesen meiner Bettnachbarinnen ist meine »Gymnastik« nicht lautlos, da das schon betagte Bettgestell fürchterlich ächzt und knarrt. Die unzumutbaren Nächte mit mir nehmen zum Glück ein Ende, als ein neues Bett für mich gefunden wird. Nichts knarrt oder stöhnt mehr, wenn ich turne.

Nun liege ich in einem nigelnagelneuen, pinkfarbenen stromlinienförmigen Ding, an dessen Fußteil in elegant schwungvoller Schrift steht »Evolution«. Ab jetzt verbitte ich mir jeden Anflug von Hinfälligkeit.

Also ist schon wieder etwas besser geworden. Ich befinde mich in einem permanenten und idealen Wechselspiel zwischen Empfangen und eigener aktiver Weiterentwicklung, ähnlich allem, was in der Natur wächst. Bäume und überhaupt alle Pflanzen entwickeln sich täglich weiter, um sich stetig und energetisch optimal den unablässig verändernden Bedingungen anzupassen.

Ich lerne täglich dazu, was Anpassen bedeutet – die Umstände zu nutzen, sie auszureizen, aber nicht darüber hinaus zu gehen.

Wenn ich beobachte, dass hier in der Klinik jedes kleinste Detail vom Nachttopfleeren über die Essensverteilung bis zur Vollwaschung im Bett auf knappste Abläufe choreografiert ist, kann ich daraus für mich selber profitieren. Ich weiß, dass von mir immer nur gerade so viel verlangt wird, was ich zu erfüllen vermag. Unter Ökis nennt man das »Kreislaufwirtschaften«, das heißt, dass man mit den eigenen und fremden Ressourcen weder zu verschwenderisch noch zu sparsam umgehen soll. Wenn man als lebender Organismus diesen goldenen Mittelweg einhält, ist man angeschlossen an den Quell der permanenten schöpferischen Erneuerungskräfte. Mit Staunen stelle ich fest: Bis jetzt hat es keine Rückschläge gegeben.

Eines Morgens beugt sich Sabine tief hinunter zu mir, umfasst meinen Oberkörper mit beiden Armen und verknotet ihre Hände hinter meinem Rücken.

Sie flüstert mir ins Ohr: »Umfassen Sie mich mit beiden Armen, bleiben Sie immer ganz dicht an meinem Körper, ich richte Sie auf.«

Ich gehorche, übergebe meinen Körper ganz ihrer Regie, ohne auch nur einen Zentimeter Platz zwischen ihr und mir zu lassen. Und plötzlich bin ich in der Vertikalen. Mir stockt der Atem. Dann schiebt sie mit ihrem Turnschuh meinen einen Fuß einen Zentimeter rückwärts, dann den anderen. Ich schreie. Das ist Bewegung! Das ist Gehen! Zwar gelangt die Erfahrung nur über den Kopf zu mir, ich sehe das »Gehen«, spüre es nicht, aber das ist für mein Bewusstsein schon die »ganze Miete«.

Ich schreie so laut, dass eine dabei stehende Pflegerin versucht mich zu beruhigen in der Annahme, ich hätte Schmerzen, während Geena, die auch dabei ist, ganz trocken sagt: »Das ist Freude.«

Jedermann weiß, dass Zuwendung gesund macht. Aber dieses Ereignis geht weit darüber hinaus. Die Umarmung mit Sabine war die schönste Umarmung meines Lebens. Diese Gemeinsamkeit löste eine körperliche Sensation aus. Ich konnte etwas zu mir Gehörendes ahnen – dass ich handeln *kann*! Zwar kann ich noch längst nicht gehen, aber ich habe eine neue Erfahrung gemacht, die mir niemand mehr wegnehmen kann. Die körperliche und emotionale »Berührung« hat in meinem Gehirn einen neuropsychologischen Impuls ausgelöst: »Es geht!«

ES GEHT!

Beim Staubwischen im Kinderzimmer fegte ich unbeabsichtigt ein Blatt Papier auf den Boden. Ich hob es auf und stellte fest, dass es sich um einen Text handelt, den mein damals neunjähriger Sohn Alban temperamentvoll mit hastiger Schrift und gehörigen Rechtschreibfehlern geschrieben hatte:

»Es geht!? Ich saß im Bett, es war mir schauderhaft langweilig. Da legte ich die ›Tollen Zwanzigerjahre‹ auf, also eine Platte. Mit meinen Füßen schlug ich den Tackt, nach einer Weile schon mit meinen Beinen, und immer mehr bewegte sich mein Unterleib und so weiter. Bis sich der ganze Körper bewegte. Nach einer weile dachte ich, ich könnte ja aufstehen!!!!!! Also schlüpfte ich in den Morgenrock und ging ans Klafier. Ich probierte nur aus. Plötzlich sprangen meine Finger nur noch so über die Tasten. Sie - spiel - ten Di - xieländ!!!! Mein Traum wurde erfült!!!!!!!!!!!!!!!!«

An dieses inzwischen längst vergilbte, ausgefranste, zu Hause an der Innenseite meiner Kleiderschranktür hängende Blatt Papier muss ich denken, als man mich wieder aufs Bett zurücklegt. Ich werde im Lauf der kommenden Wochen und Monate des Öfteren daran denken. Denn es stärkt mich in der Zuversicht. Mit kindlicher Unbefangenheit hat er eine große Weisheit formuliert: etwas an sich und mit sich geschehen lassen.

In dem Satz »Es geht!« ist ja unendlich viel enthalten, und genau deswegen liebe ich die deutsche Sprache. Sie ist in wunderbarer Weise mit Realität und Mythos verbunden. Während der vielen Monate im Krankenhaus und in der Reha halte ich mich oft an Wörter und deren tiefere Bedeutung, denn sie sind es, die das Bewusstsein prägen. Wörter sind schon immer mein Leben, im Guten wie im Schlechten. Ich rede immer zu laut und zu schnell, bin zu schnell mit Antworten und immer bereit, Geschichten zu erzählen. Aber ich finde auch innere Ruhe im Wort und im Geschaffenen mit Wörtern.

Das Ereignis, dass ich zum ersten Mal wieder »stehe« und meine Füße sich mit Sabines Hilfe »bewegen«, löst nun ein tägliches intensives Training aus, bis ich in exakt abgezirkelten und besprochenen Bewegungsabläufen vom Bett aus meinen Körper selbständig in den Rollstuhl heben kann.

Eine Pflegeperson steht immer dabei, sie entfernt das Seitengitter. Dann fixiere ich vom Bett aus die Bremsen an den Rädern, denn ein Sturz wäre fatal. Dann Querbettsitzen (!) und mit dem einen Arm die äußere Armlehne anpacken – und mit sanftem Schwung hinüberschieben. Wieder diese gut vermittelte Genauigkeit und der Einsatz klügster Ökonomie, um ein Maximum an Bewegung bei einem Maximum an Schonung hinzukriegen. Wie mir das die Therapeuten und das Pflegepersonal vermitteln, ist bewundernswert. Manchmal habe ich das Gefühl, dass die hier überhaupt keine Zeitnot kennen, was natürlich nicht stimmt.

Da setzt sich schon mal die eine oder der andere kurz ans Bett, was laut Hausordnung verboten, für den Patienten aber Balsam ist. Ich höre aus erster Hand Geschichten über die Karpaten, über Bären, Vampire und Pilze. Auch Ärzte und Ärztinnen machen nie nur kurze Pflicht-Visiten und treten nicht nur als Gilde der weißen Mäntel auf.

Eine junge Assistenzärztin, die mir eine Zeitlang täglich Blut abnehmen muss, ist wie eine indische Prinzessin in zauberhafte halb durchsichtige Voilestoffe gekleidet und trägt jeden Tag eine neue bunte Vielfalt von Schuhen, Pluderhosen, Ohrgehänge und Haarklammern.

Wir Patienten werden nicht bloß »behandelt« und als »Fall« eingestuft. Was sicher auch mit der Stationsleitung zu tun hat und mit dieser speziellen neurologischen Ärzteschaft. Man redet auf H15 über Gott und die Welt und manchmal sogar übers Kochen, was mich sofort dazu verleitet, einem der Ärzte, der im neugegründeten Zweierhaushalt noch etwas zaghaft kocht, ein wunderbares einfaches Rezept zu diktieren, das er sofort aufschreibt.

Zurück zu meinem aktuellen Rollstuhltraining. Ich nehme mir zum zweiten Mal vor, Weltmeister bei den Senioren-Paralympics, die es erst noch zu erfinden gilt, zu werden. Tischtennis wäre meine Disziplin, was ich jedoch bisher nie gelernt habe. Ich übe rückwärtsfahren, einparken, mit den Hinterrädern hin und her tanzen, ich kurve sehr zum Ärger meiner Nachbarinnen um deren Betten, wohl darauf bedacht, nicht an den Schläuchen hängen zu bleiben. Ich schiebe mit den großen Rädern mein Bett auf die Seite, sodass ich für ein paar Minuten ganz dicht ans Fenster kann, von wo aus ich ein Stück Himmel sehe. Beim ersten Versuch kippe ich allerdings vor Schreck fast aus dem Rollstuhl. Der Landeplatz für Helikopter, die Notfälle in die Klinik transportieren, ist genau neben der Neurologie. Was für ein Lärm! Aber in diesem Moment wird mir auch bewusst, wie viele Menschen es gibt, um deren Überleben gekämpft wird.

An einem der nächsten Tage geht es wieder in die Vertikale, diesmal in einer neuen Variante. Sabine steuert mich im Rollstuhl durch die fensterlosen langen Korridore und macht Halt bei einem Gerät, das auf den ersten Blick aussieht wie ein Dirigierpult, bei näherer Betrachtung aber schon eher an eine Foltermaschine erinnert. Die Wahrheit liegt dazwischen.

Der Rollstuhl wird von hinten an das sogenannte Stehbrett herangeschoben. Dann schnallt man meine Füße mit Riemen in metallenen Kufen fest. Breite Bandagen werden rund um die Hüften gebunden, sodass man mich per Hebelkraft langsam aus dem Rollstuhl heraus Richtung Pult ziehen kann. Lange verharre ich in Hosenscheißerstellung. Eine lächerliche, für mich aber erhebende Situation, wie ich da über diesem seltsamen Möbelstück hänge. Immerhin bin ich in einer Schräge, auch wenn die Hauptkräfte aus der verzweifelten Umklammerung des Pultes kommen. Nach einer Weile kann ich meinen aufs Brett gesunkenen Kopf ein paar Zentimeter anheben und meine Abstützfläche anschauen.

Da liegt keine Partitur, sondern eine glänzend polierte Messingtafel mit der Inschrift: »Im Gedenken an Professor Willi Boskovsky gestiftet der Neurologischen Universitätsklinik Wien von seiner Ehefrau. Februar 1993.« Der Professor war der populärste Neujahrskonzert-Dirigent in Wien. Ich muss so herzhaft lachen, dass Sabine meine Entspannung nutzt und den Zug der Bandagen verstärkt. Plötzlich stehe ich aufrecht. Was für ein Gefühl!

Um dieses Gefühl geht es, sagt man mir. Man muss ein inneres Bild dessen haben, was man im Kopf neu programmieren will. Und ein Bild, das auf einer echten Erfahrung beruht, ist weitaus wirkungsvoller, weil es auf Erinnerungsspuren im Gehirn trifft, die wiederum dessen Funktionsweise beeinflussen. Um ihre Stimme zu schonen, singen Opernsänger ihren Part einen Tag vor dem öffentlichen Auftritt oft nur summend, dabei aber konzentriert auf das innere Bild ihres Auftritts. Auch weiß man von Pianisten, die eine Verletzung an ihren Händen haben, dass sie »fiktiv« weiter üben und ganze Klavierkonzerte per Trockenübung internalisieren, um dann das zu spielen, was sie über Wochen nur »gedacht« haben. Auch Skirennfahrer gehen vor dem Rennen die Strecke in ihrem Kopf immer wieder durch, ohne einen Zentimeter der Rennstrecke auszulassen. Mit Videoaufnahmen der Abfahrtsstrecke ist das Agieren mit dem Körper leicht zu simulieren und die Nervenimpulse werden optimal gerüstet.

Die wenigen Minuten am Steh- und Streck-Pult in der Vertikalen geben mir so viel Mut, dass ich meinen Kopf für ein paar Sekunden drehen kann, ohne die Orientierung zu verlieren. Da sehe ich ganz hinten im Korridor ein luftiges Etwas in Rosa und Reseda, als käme es aus einer Blumenwiese. Kurz darauf steht dieses Etwas vor mir. Es ist meine Freundin Lo, die in High Heels und einer fast durchsichtigen Textilwolke um den schlanken Körper auf mich zutänzelt. Der Kontrast zwischen ihrem Libellenflug und meinem Aufzug in Pumphose, Urinsack, Bandagen und Schweiß auf der Stirn könnte nicht größer sein. Aber er tut seine gute Wirkung. Wir können nicht miteinander reden, weil ich mich wahnsinnig konzentrieren muss. Aber die flüchtige Erscheinung aus der anderen Welt ist Lebenselixier.

Nach dieser ersten großen Reise wieder zurück im Zimmer, sehe ich schon in der Tür, dass etwas auf meiner Bettdecke liegt. Es ist ein winziges Sträußchen aus zusammengebundenem Lavendel, gepflückt in einem Garten in Küsnacht. Jetzt ist die Blumenwiese konkret da. Ich sehe mich über die Wiese tanzen, spüre das feuchte Gras unter meinen Füßen, und alles an mir ist nun leicht und übermütig.

DIE ZWEIMILLIMETER-SCHWELLE

Ein erster Ausflug innerhalb des Klinik-Gebäudes ist angesagt. Peter ist da. Ich weiß nicht recht, ob ich mich freue. Die Sorge, dass nichts kaputtgehen darf in meinem Rücken, überwiegt. Dennoch mache ich mit. Also rein in die Pumphose und den Matrosenpulli. Eine Pflegehilfe deckt meine Oberschenkel mit einem Frottiertuch zu und klemmt, darunter versteckt, den Urinsack zwischen meine Beine. Peter bringt mich zu den Aufzügen, es sind insgesamt zehn, die in stetigem Auf und Ab Massen von Besuchern und Personal schlucken oder entleeren.

In meinem Aufzug sind ein paar Techniker mit riesigen Arbeitskoffern, zwei Ärzte, die leise über Fußball diskutieren, ein junger Mann mit einem mit rosaroten Bändern verunstalteten Riesen-Blumenstrauß, der eindeutig für eine Wöchnerin gedacht ist, und drei junge Mädchen, die sich in einer Ostsprache unterhalten, dabei herzhaft kichern und einander immer wieder stupsen. Man macht uns sofort Platz, alle drängen sich an die Wände. Und jetzt kommt die Scham über mich. Jene Scham, vor der ich mich unbewusst immer gefürchtet habe seit der Diagnose Querschnittlähmung.

Man muss auf mich Rücksicht nehmen. Also bin ich auf den Goodwill anderer angewiesen. Ruhig steht Peter neben mir. Im

Erdgeschoss haben wir Vortritt. Wahrscheinlich bedanke ich mich nicht einmal.

Aber dann bin ich wieder unter meinesgleichen. In den Hauptstraßen dieses weltweit zweitgrößten Klinikums falle ich nicht auf, denn ich befinde mich in einem Strom von mobilen Verdrahteten, Eingeschienten, Einbandagierten, Einbeinigen, Lahmen, Krückengehern und welchen, die den Beatmungs- oder Dialyseapparat hinter sich herziehen. Wenn ein Tross aus Ostanatolien mit einem behinderten Kind um die Ecke steuert, gibt es schon mal Verkehrschaos. Schön zu sehen, wie sich die in Kopftücher und bodenlange Mäntel eingepackten Frauen energisch ihren Weg suchen, während sie sonst eher hinter ihren Männer herzuschleichen pflegen.

Dann kommt die Schwelle. Peter möchte mich ins strahlende Augustwetter hinausbugsieren. Aber da gibt es bei der Haupteingangstür eine Schiene. Zwei Millimeter, höchstens, ragt die hauchdünne Metallkufe heraus. Ein normaler Fußgänger nimmt so etwas gar nicht wahr.

Ich rufe: »Stopp!«

Dann ein Schweißausbruch. Ich schimpfe laut. Hunderte von Menschen strömen in beide Richtungen durch diesen Haupteingang. Ein paar Leute drehen sich im Vorbeigehen um. Peter versucht, die Vorderräder des Rollstuhls etwas anzuheben und mich leicht nach hinten zu kippen, um das Hindernis zu »überbrücken«.

Ich traue es ihm nicht zu. Meine Panik wächst exponentiell.

»Stopp!«, brülle ich ihn zum zweiten Mal an.

Ratlos schaut er um sich. Sofort kommt ein junger Mann zu Hilfe, und man hebt mich, alle vier Räder hochstemmend, über das sogenannte Hindernis. Ich genieße das in einer Sänfte sitzen keineswegs. Ab jetzt geht mir alles auf die Nerven. Die Sonne geht mir auf die Nerven, das Lachen der plaudernd beieinander sitzenden Besucher und Patienten auf den Parkbänken geht mir auf die Nerven. Die frische Luft geht mir auf die Nerven. Ich sehe den Himmel nicht, den so lange vermissten. Ich will wieder zurück ins Zimmer.

Ich bin jetzt just eine jener keifenden, ewig gehässigen alten Weiber, die ich im Leben draußen zutiefst verachte. Die Scham und die Angst haben mich aggressiv gemacht.

Lange ging es mir gut, und nun wieder dieses sich Entfernen vom eigenen Selbst! Statt meine Angst vor der Schwelle oder die Scham, vor all den Leuten im Rollstuhl zu sitzen, zu äußern, habe ich alle um mich herum angepisst. Als ich mich oben im Zimmer komplett in die Bettdecke hülle, Peter ein knappes »Addio« zurufe und dann über den Vorfall sinniere, wird mir das bewusst.

Gott sei Dank ist schon bald Zeit für das Abendessen, das immer um siebzehn Uhr serviert wird. Heute gibt es Grießbrei mit Holunderkompott. Es wirkt in mir wie Manna und besänftigt meinen Dämon. Und nachdem ich auch noch mit dem Finger die allerletzten Reste aus dem Teller herausgeholt und genüsslich weggeleckt habe, haue ich vor Zufriedenheit mit dem Löffel ein paar Mal auf den Warmhaltedeckel, ganz in der Manier einer irren Alten.

Meine Nachbarinnen schauen mich befremdet an. Sie wissen nicht, dass ich eben eine ganz andere Schwelle doch noch »geschafft« habe. Ich habe mein Verhalten ans Tageslicht geholt und angeschaut. Ich rufe Peter an und sage ihm, dass Angst und Scham mein Verhalten diktiert hätten. Er versteht sofort, hat eigentlich schon vorher verstanden. Wichtig aber ist, dass es mir bewusst ist. Zwischen blödem Benehmen und Analyse liegt genau eine Stunde.

In meiner dreißig Jahre zurückliegenden Paar-Therapie, von der ich heute noch profitiere, habe ich gelernt, wie man »hässliche Dialoge« mit der dahinterliegenden wahrhaftigen Aussage in normalem Tonfall wiederholen kann. Wie beim stetigen

Üben einer neuen Sprache muss man immer wieder üben, die Abstände zwischen »eigentlich nicht gemeinter Aussage« und »wirklich so gemeinter Aussage« immer kürzer werden zu lassen, bis sie automatisch und ohne bewusste Anstrengung zu einer eindeutigen Aussage werden.

Natürlich läuft das vor allem über das Gehirn, das anders »programmiert« werden muss. Und da man weiß, dass eine Entscheidung die wir treffen, im Gehirn schon eine Sekunde früher gefällt wurde, wir also nur noch Ausführende der Signale aus dem Cortex sind, heißt es auch hier: wiederholen, wiederholen und immer wahrhaftiger wiederholen. In meinem Fall angesichts des verunglückten Ausflugs mit Peter: Angst eingestehen, Scham empfinden, um Hilfe bitten. Diese Trias verbal auszudrücken, das muss ich lernen. Und ich lerne es nur durch stetige »Arbeit am Verdorbenen«. So bezeichnet es das Hexagramm Nr.18 im I Ging, dem Buch der Wandlungen.

Hilfe annehmen vom »medizinischen Personal«, das macht mir keine Probleme, weil hier das Helfen quasi vertraglich und institutionalisiert verbrieft ist. In diesem Kontext fließen Dankbarkeitsgefühle ganz natürlich. Aber Hilfe annehmen von Menschen oder Scham und Angst eingestehen draußen im zivilen Leben, das hat mein Stolz bis dahin nur schwer zugelassen.

Und da bin ich schon beim zweiten Begriff des Volksmunds, nämlich bei dem schauerlichen Begriff »den Stolz brechen«. Der Volksmund ist oft moralisierend und disziplinierend und hat die dahinterliegende Weisheit verloren.

Alles was man bricht, ist danach kaputt. Also muss ich diesen der Versteinerung der Nervenverbindungen im Gehirn dienenden (falschen) Stolz transformieren in eine neue Größe, die meine aktuelle Bedürftigkeit in eine Zufriedenheit mit mir selbst und eine neue Selbstachtung wandelt.

GELATO
UND SAUERKRAUT

Meine guten Vorsätze bezüglich Stolz und Selbstachtung werden schon bald auf die Probe gestellt. Eine Pflegerin holt mich ab. Es ist ein herrlich sonniger Tag, und ein Besuch in der Cafeteria ist angesagt. Also eine neue Annäherung an das normale Leben!

Und tatsächlich nehme ich die Zweimillimeterschwelle beim Haupteingang, ohne weiteres Aufsehen zu erregen. Auch verwirren mich diesmal die vielen schwatzenden Menschen nicht, ich bin ja geschützt von meiner »Leibgarde«.

Wir sitzen draußen unter dem Sonnensegel, mitten in diesem Gemisch von Kranken und Gesunden. Alles löffelt Eis, aber man muss bei dieser Hitze schnell essen, damit die Eiskugeln nicht zerfließen. So sind alle mit sich beschäftigt und niemand beschäftigt sich mit mir.

Krampfhaft halte ich mit meinen Händen den Urinsack zwischen meinen Knien fest, da er abzurutschen droht. Ich darf keinesfalls mit dem Rollstuhl darüber fahren und das Ding zum Platzen bringen, jetzt bloß nicht mit einer unbedachten Bewegung den Schlauch aus meiner Hose reißen, jetzt bloß nicht ...

Ich versuche die Finger in den Sack zu krallen, aber es gelingt mir nicht wirklich, die Feinmotorik meiner Finger ist nicht mehr perfekt. Schon die Tage vorher habe ich das bemerkt, nicht dramatisch, aber mir waren immer wieder Gegenstände aus den Händen geglitten und auf den Boden gefallen.

Ein neues Erschrecken: Zupacken, Hand anlegen, etwas kräftig anfassen und nicht mit zwei »linken Händen« ziellos und nervös herumfummeln, war mir immer so wichtig wie taktile Feinfühligkeit und die Fähigkeit zu Zärtlichkeit.

Da erinnere ich mich an den Arzt, der am letzten Wochenende die Stationsleitung auf H15 übernommen hat. Er erklärte mir, dass ein Zusammenhang zwischen Füßen und Händen bestehe, da die Nervenzentren im Gehirn für Zehen und Finger direkt nebeneinander liegen. Da das, was die Füße betrifft, bei mir zur Zeit tote Hose ist, bewirkt das eine Unterforderung jener Gehirnregionen, die für die Finger verantwortlich sind.

Ich sah den Arzt entgeistert an – und er machte sofort einen beglückenden Vorschlag: »Schreiben Sie täglich mit Bleistift in ein Schulheft, am besten kopieren Sie schöne Gedichte. Glauben Sie mir, Ihre Fingerfertigkeit kommt voll zurück!«

Ich ließ mir von Peter meinen liebsten Gedichtband, das »Grüne Büchlein« von Gottfried Keller ins Krankenhaus schicken. Eine uralte Ausgabe von 1919, schon sehr zerfleddert, die im Zweiten Weltkrieg zur »moralischen Unterstützung« an Schweizer Soldaten ausgegeben worden war. Dieses Büchlein war von meinem Vater auf mich gekommen. Und ich meine heute noch den Duft von Dauerwurst und Sonnenschutzcreme riechen zu können.

Kaum das Büchlein in Händen, begann ich mit dem Training der Hände. Aber es ging keineswegs locker von der Hand. Der Bleistift entglitt immer wieder meinen Fingern.

Also versuchte ich erst einmal, einen Kreis ins Schulheft zu zeichnen. Aber er gelang nicht. Dann versuchte ich es mit einer Spirale, die mir von Benis Tätowierung in Erinnerung war. Aber auch sie gelang nur teilweise. Und ich lernte erneut, dass auch kleine Schritte Fortschritt sind!

Nur wenige Tage später gelingt es mir bereits, Buchstaben zu schreiben, und noch ein paar Tage darauf konnte ich sie aneinanderhängen und wieder richtig schreiben.

Ich, die ich nicht selten ein Tempo an den Tag legte, das meine Mitmenschen überrumpelte, ich muss nun lernen, die Qualität der Langsamkeit zu erkennen.

So oft habe ich meinen Kindern oder Freunden nahezubringen versucht, was in der Natur bei einer Krokusknolle abläuft. Sie liegt tief in der gefrorenen Erde und lässt in der unwirtlichsten, kältesten Jahreszeit ihre zarten Triebe trotz aller Widerwärtigkeiten wachsen, um sich oberhalb der Erde im Angesicht der Sonne zu entfalten. Die Langsamkeit des Wachsens ist das Geheimnis der Krokuspflanze.

In meinem Alltag draußen wäre eine verordnete Langsamkeit einer Verdammnis gleichgekommen. Hier im Schonraum der Klinik vermag ich es als eine gnadenreiche Erkenntnis zu empfinden.

All das schießt mir bei meinem ersten Cafeteria-Besuch durch den Kopf – und stellt eine heillose Verwirrung an, die mich vollkommen blockiert. Mir gelingt es nicht einmal, die Pflegerin zu bitten, sich um den Urinsack zu kümmern ...

Nun steht ein Glaskelch mit hochaufgetürmten Eiskugeln vor mir auf dem Tischchen, und ich stürze mich gierig darauf.

Als die zweite Portion mit nur Schokoladeeis kommt, habe ich den verrutschten Urinsack vergessen, erneut gierig auf die zweite Portion süßer Köstlichkeit. Bis ein kleiner Bub, der unter den Tischen umherkrabbelt, mit seinen Fingerchen lustvoll darauf herumdrückt. Ob der großen Konzentration auf das ganz Neue, Warme, quillt ihm aus dem leicht geöffneten Erdbeermund Speichel, der unten am Kinn eine durchsichtige Perle bildet.

Ich weiß nicht, ob ich wegschauen oder hinschauen soll.

Verzweifelt fixiere ich die Mutter. Als hätte sie meinen Blick gelesen, packt sie kurzerhand das gefundene Spielzeug und legt es mir blitzschnell unter die Decke auf meine Knie, ohne dass irgendwer etwas bemerkt. Dabei schenkt sie mir ein völlig natürliches Lächeln, das sie auch beibehält, als sich der kleine Bub partout nicht wegziehen lässt. Ein kleines Drama zwischen Mutter und Sohn mit viel Gebrüll folgt, bis sie ihn erfolgreich abschleppt. Ich schaue beiden mit dankbaren Gefühlen nach. Das mit dem ersten Ausgang in die Öffentlichkeit habe ich also irgendwie geschafft.

Auf dem Weg zurück rieche ich schon das für das Abendessen angesagte (und von mir ausgewählte) Sauerkraut. Ich verabschiede mich rasch von der rührenden Pflegerin, die mich ausgeführt hat, und lasse mir die dampfende Köstlichkeit im Bett servieren. Sauerkraut, das können die Österreicher zubereiten. Jeder Bissen eine Freude. Auch im Hochsommer. Ich schließe die Augen.

Die Stimmen der Besucher an den Betten der Nachbarinnen dringen nur von ganz weit weg an mein Ohr. Ich bin auf Kulturstufe eins angelangt: Nahrung aufnehmen und verdauen. Ich bin so glücklich und erschöpft von Ausflug, Gelato und Sauerkraut, dass ich in einen Dämmerzustand hinübergleite und nicht einmal bemerke, wie das Esstablett von meiner Decke entfernt wird. Bald stinkt es irgendwie. Ziemlich penetrant. Ich werde ganz wach und blicke vorwurfsvoll in die Runde. Niemand scheint das zu bemerken. Also schließe ich wieder die Augen. Ich finde keine Ruhe, ich schwitze, das Nachthemd klebt am Bettlaken, und in meinem Nacken fühlt es sich klebrig an. Ich versuche die Haare zu lockern – und greife in einen Brei. Blitzartig realisiere ich: Das ist Scheiße!

Ich kann nicht um Hilfe rufen, weil ich mit meinen verschmierten Fingern den Alarmknopf nicht drücken will.

»Bitte gehen Sie sofort aus dem Zimmer«, brülle ich die Besucher meiner Nachbarin an.

Die kapieren sofort und stürzen hinaus. Zwei Pfleger kommen herein. Ich kann nicht sprechen, so sehr weint es in mir. Ich möchte sterben vor Scham, mich unsichtbar machen. Das Ganze ist einfach eine einzige große Sauerei.

Ich versuche mich daran zu erinnern, dass in der Traumsymbolik der Kot durchaus positiv konnotiert ist, ja sogar als Humus für Schöpferkraft gelten kann. Das relativiert endlich meine Scham. Ich lasse alles geschehen.

Blitzschnell wird mein gesamtes Bettzeug unter meinem Körper weggezogen. Und ich werde von Kopf bis Fuß eingeseift, geschrubbt, schamponiert, gespült, getrocknet, frisch gewickelt, auf ein sauberes Laken gelegt und in ein frisches Nachthemd eingekleidet. Mein Einspruch, dass ich die Leggings vom Ausflug selber waschen möchte, wird nicht erhört. Zuletzt wird das Kopfkissen geschüttelt, die frische Decke glatt gestrichen.

»Was haben Sie denn gegessen?«, fragt Christoph.

»Gelato und Sauerkraut«, antworte ich.

Da brüllen die beiden Pfleger laut los.

»Bei diesem Menü hätten wir auch Dünnpfiff«, lautet ihr Trost. Und weg sind sie.

Spät nachts, noch immer wach vor Aufregung und einem Anflug von Schuldgefühlen, entdecke ich in der Dunkelheit zwei kleine leuchtende Punkte auf meinem Beistelltischchen. Lange schaue ich sie an, bis ich realisiere, dass es meine Perlohrringe sind, gereinigt. Bald entdecke ich wieder etwas: meine Leggings, gewaschen und zum Trocknen über dem Fußteil meines Bettgestells aufgehängt.

»Danke, Christoph«, sage ich laut in die dunkle Nacht.

Meine Nachbarin räuspert sich, offensichtlich aufgewacht –

und schläft schnarchend weiter. Ich angle mir das Heft von dem Beistelltischchen. Wochenlang lag es unberührt in meiner Handtasche. Neulich habe ich es entdeckt und herausgenommen in der Hoffnung, dass ich wieder Lust auf solche Lektüre habe. Es war das Programmheft zu Sophokles' »Ödipus auf Kolonos«.

ÖDIPUS AUF KOLONOS

Zwei Tage vor meinem »Un-Fall« Ende Juli und einen Tag vor meiner Wanderung um den Fuschlsee war ich im Rahmen der Salzburger Festspiele auf der Premiere von »Ödipus auf Kolonos. Nun halte ich das Programmheft lediglich in meinen Händen, lese nicht, schließe die Augen. Sofort ist alles da: Klaus Maria Brandauer als »gefallener« König Ödipus, ein Bettler am Ende seiner vierzigjährigen Wanderung an der Seite seiner Tochter Antigone. Ich gerate in den Bann des fast flüsternd sprechenden, sich embryoartig zusammenkauernden, nahezu bewegungslosen Schauspielers. Kein Jammern oder Rechten mit den Göttern über das ihm auferlegte Schicksal entweicht seinem Mund. Er hat »sein Schicksal« spät, aber doch angenommen und die lange Wanderschaft ertragen. Nur zwei Mal wird Ödipus laut, ja jähzornig, was seine anderen Persönlichkeitsanteile ahnen lässt.

Nun ist er allein mit seinen Göttern. Die Töchter Antigone und Ismene sind ihm genommen worden. Hinter der zusammengekauerten Gestalt mit struppigem Haar und ohne Demut, ohne Opferhaltung, erhebt sich ein Olivenhain. Es ist der heilige Eumeniden-Hain auf dem Hügel Kolonos.

Wie nun dieser Ödipus in Zeitlupe aus dem Stuhl ein paar Zentimeter abrückt von der bisherigen Behausung, und wie er dann langsam diesen Stuhl ganz verlässt und jetzt »sehend«, nicht mehr »zögerlich und schwankend« und vollkommen angstfrei entscheidet, vorwärts zu schreiten, das ist ergreifend. Für einen Moment begibt er sich in eine demutsvolle Haltung die ihn vor der göttlichen Instanz das Knie beugen lässt. Dann kommt die Selbstachtung zurück, und er wird immer aufrechter und größer! Er geht zwei, drei Stufen hinauf, um sich in den Armen der unsichtbaren Eumeniden aufzulösen und zwischen den Olivensträuchern zu verschwinden.

Das hat mich überwältigt. Wie alle große Kunst. Die Fall-Höhe so enorm – und eine Heilsgeschichte, wie mir in der Erinnerung noch bewusster wird.

Jetzt, Wochen danach und in der Erinnerung, erregt es mich erneut bis in mein tiefstes Inneres, bemächtigt sich meiner mit wuchtiger Kraft in einer Mischung aus Begeisterung und Mitgefühl, sodass sofort eine Verbindung wirksam wird zwischen dem uralten Mythos und mir, dem Geschöpf aus dem 21. Jahrhundert. Von eben diesem innersten Punkt aus ziehen dann, ich spüre das körperlich, Kreise nach außen und lassen mich wachsen. Weit über das Bettgestell hinaus.

Dieses Gefühl bewirkt in mir die Zuversicht, dass ich mich einmal wieder aufrechthalten kann. Größenwahnsinnig? Ich liege ja nahezu unbeweglich, wie plattgedrückt da!

Um mich ist es still. Kein Helikopter landet. Auch vom Korridor kommen keine Geräusche. In mir drin aber lärmt und poltert es, als ob Mauern zerbersten würden, um Jubel Platz zu machen.

Erst später erfahre ich, dass Begeisterung die emotionalen Zentren im Gehirn aktiviert. Der Neurologe Gerald Hüther weist darauf hin, dass neuroplastische – positiv geladene, emotionale – Botenstoffe Dünger sein können für »neues Lernen«. Das heißt, dass ich nicht mit knallharter Disziplin oder eisernem

Willen an den aufrechten Gang herangehen sollte, sondern mit Lust, Freude, Neugierde, Begeisterung, Hingabe, Aufmerksamkeit, Geduld, Humor und Zuversicht. Nur so kann ich das Kompensationspotenzial der Gehirnfunktionen voll ausnutzen.

Im Lauf des mehrmonatigen Aufenthaltes in Klinik und Reha wird mir immer wieder lobend ein »eiserner Wille« attestiert. Ich schlage dieses Lob jedes Mal aus. Ich will, dass mich Furor antreibt. Und dass ich Furor mit Geduld kombinieren kann. Denn Geduld muss ich noch immer lernen.

Patient zu sein bedeutet in seinem Wortursprung »patiens«: aushalten, fähig sein zu ertragen. Novalis geht noch weiter, er sagt: »Glück ist Talent für das Schicksal.« Ich will dieses Talent entwickeln. Und eine kleine Ahnung von diesem Glück habe ich eben jetzt erfahren durch die Erinnerung an den greisen Ödipus.

EIN-BILD-UNG

Am anderen Morgen übe ich mit Sabine, mich nicht bloß vom Bett in den Rollstuhl hinüberzuziehen, sondern mich an den Armlehnen aufzustützen und den Oberkörper etwas aufzurichten. Wenige Tage später kann ich bereits die Richtung der Füße verändern. Ich ziehe meine Zehen buchstäblich an unsichtbaren Fäden, die mein Kopf steuert, ich bilde mir ein, dass sie sich »bewegen«. Bildhaftes Zusammenwirken zwischen meinem Hirn und meinen Gliedmaßen bringt irgendetwas zustande. Das sehe ich, wenn ich auch noch nichts spüre.

Ich weiß um die Macht der Bilder. Sie hat mir in meiner Schulzeit oft Streiche gespielt oder gar geschadet. Ich konnte einen Pickel auf der Nase der Französischlehrerin innerhalb von Sekunden weg von den Regeln zu »Passé antérieur et Passé simple« in die Rocky Mountains hinwegtragen. Ein bestimmter Geruch oder ein spezifisches Geräusch katapultierte mich erbarmungslos in andere Welten.

Jetzt gerät mir dieselbe Untugend zum Vorteil. Ja, ich profitiere in großem Maß von der Kraft der Imagination, weil ich mir den idealen Ablauf meiner Körperfunktionen ein-bilden und mir ein Bild davon machen kann. Wenn ich mit der Therapeutin arbeite, kann ich mir, obwohl alles ab Taille abwärts gefühllos ist, jedes Müskelchen, jede Sehne in ihrem Wirken ein-bilden. Visionen entstehen, und sie verkörpern das schöpferische Prinzip, das etwas noch nicht Vorhandenem plastische Gestalt geben kann.

Dieses bereitwillige Einlassen auf Irrationales steht natürlich in krassem Gegensatz zum kognitiven, ständig an den Widersprüchen laborierenden Reflektieren des intellektuellen Geistes. Intellekt ist nun aber just in meinem Hier und Jetzt ziemlich entbehrlich. Bloßes »Hirnen« käme wahrscheinlich der Neu-Verdrahtung meines Gehirnes weder körperlich noch psychisch zugute.

Es gäbe keine Kunst, keine Erfindung ohne bildhafte Fantasie. Eine Welt ohne Vision, die die Ratio hinter sich lässt, käme einem Stillstand gleich. Die Psychoanalytikerin Marie-Louise von Franz präzisiert das so: »Fantasie verleiht dem Leben ein Leuchten und eine Farbe, die durch eine allzu rationale Einstellung zerstört wird. Fantasie ist nicht einfach grillenhafter Ich-Unsinn, sondern kommt wirklich aus den Tiefen; sie konstelliert symbolische Situationen, die dem Leben eine tiefere Bedeutung und eine tiefere Realisierung verleihen.«

Dasselbe gilt für die neue Verdrahtung der Nervenverbindungen im Gehirn, um konkrete körperliche Funktionen neu zu aktivieren. Ich habe mich dafür entschieden, meiner Vorstellungskraft freien Lauf zu lassen, die inneren Bilder zu nutzen und sie bewusst wichtiger zu nehmen als die Realität, denn sie sind die Stufenleitern zur Umgestaltung eben dieser Realität. Allein die Vorstellung, über die schon einmal erwähnte blühende Wiese zu tanzen, bewirkt mehr als bloß ein Wohlgefühl.

In alten Kulturen wurden für das Öffnen der inneren Bilder oft speziell dafür bestimmte Orte definiert. Manchmal war das ein Stein oder ein Altar, bei den Griechen waren es Tempel, bei den Kelten heilige Haine mit Eichen. Wieder andere spirituelle Traditionen wählten den rituellen Ort am Wasser, in einer

Höhle, in der Wüste, in einer Klause, andere in den Baumwipfeln. Wichtig ist, und das trifft für die moderne Zeit auch zu, dass man einen bestimmten Ort als »Ort der spirituellen Begegnung« deklariert, sodass man beim Betreten ohne spezielle Einstimmung das Alltägliche beiseite lässt.

Der Schonraum Krankenhaus, insbesondere das Bett, ist für mich geradezu prädestiniert als Ort der »Empfängnis« innerer Bilder, obwohl es rundum ziemlich irdisch zugeht und man nicht von heiligen Symbolen umgeben ist, sondern von Computern, Schläuchen, Kotz- und Urinschüsseln.

Freilich ist es nicht unwichtig, woher diese Bilder und Symbole kommen, ob sie sich aus dem Eigenen herausbilden oder ob es sich um fremdbestimmte Wertigkeiten handelt. Im Lauf der Geschichte gibt es reichlich Beispiele von außengesteuerten »Visionen«, die Verheerendes auslösten, in Diktaturen an der Tagesordnung, um die Schäfchen auf Linie zu bringen. Ein Beispiel sind auch Gehirnwäschen, bei denen Menschen in kürzester Zeit umgekrempelt werden.

Bei mir geht es zum Glück nur um Positives, um meine Genesung. Das heißt für mich: Visualisieren der Nervenfunktionen, der Glieder und insbesondere der Organe von der Taille abwärts. Also immer wieder die Bilder herbeiholen, mich gedanklich tief in meinen Körper hineinversetzen, insbesondere in meine Nervenzentren, um dann so plastisch wie nur möglich, diese »eingebildeten« Nervenimpulse bis hinunter in die Zehen zu senden. Das gilt es zu wiederholen und zu wiederholen und immer wieder zu wiederholen.

Wenn man, wie die neueste Forschung gezeigt hat, mit Gedanken über Elektroden Steuersignale an Prothesen geben kann (Brain-Computer-Interfaces), dann muss es auch möglich sein, so denke ich mir, mit der Verbildlichung einer perfekten Darm- und Blasenfunktion die muskulären Gegebenheiten zu reparieren, wenigstens ansatzweise.

Ich übe, übe, übe. Zum millimetergenau (!) imaginierten Bild einer funktionierenden Muskulatur füge ich jeweils verbale Formulierungen hinzu. Ich spreche mit meinem Innersten, das ich in diesen Momenten mit dem Himmel verknüpfe. Ich danke im Voraus dafür, dass die Blasen- und Darmentleerung wieder so arbeiten, wie das ursprünglich bei meiner Geburt angelegt war, dass ich diese Funktionen in meinem Körper wieder neu einrichten kann. Ich schließe diese intimen Gespräche nicht mit einem Amen ab, sondern mit einem putzmunteren: »Capito?!« Ganz so, als ginge es bei dieser Gedanken- und Bildakrobatik nur um die täglichen Hausaufgaben.

DAS ENTSCHEIDENDE ORGAN

Dieses »Capito?!« wähle ich in der Überzeugung, dass ein humorvoller Blick mein Schicksal erträglicher macht. Wie bei einem Theaterstück: Eine Tragikomödie bewegt mehr als eine Tragödie. Daran will ich mich halten. Vor allem in schwierigen Stunden.

Ich hole mir erneut Trost bei der wissenschaftlichen Erkenntnis, dass sich das Gehirn immer wieder neuen Realitäten anpassen will. Es ist erwiesen, dass Hirnareale sich immer wieder neu, anders und intensiver vernetzen können. Wenn ich daran zweifle, schade ich dem Selbstheilungsprozess. Er funktioniert nicht, wenn ich ihm Macht und Wirkung abspreche durch Ängstlichkeit, Zynismus und pessimistische Besserwisserei.

Zweifel ist in vielen Lebenssituationen angebracht. Wenn es um Genesung geht, ist er der schlechteste Ratgeber! Bei psychisch gesunden Menschen, so habe ich gehört, kommunizieren die verschiedenen Hirnregionen ununterbrochen miteinander und erzeugen ein hochkomplexes neuronales System, das eben nicht endgültig zementiert ist, sondern sich in ständiger Neuformierung und Neubildung befindet. Wenn wir uns diesem Prozess bereitwillig überlassen, lässt er unser Ureigenstes erstarken.

Seit ich mich in diese Zusammenhänge vertiefe, frage ich mich, ob Mandalas mit ihren abstrakt-perspektivischen Elementen, wie man sie in vielen mystisch-religiösen Weisheiten, aber auch schon in der archaischen Bildhauerei findet, eventuell Abbildungen solch komplexer Systeme im Gehirn sein könnten. Untersuchungen haben ergeben, dass bei Menschen mit Persönlichkeitsstörungen die Elastizität der Nervenverbindungen zwischen den Nervenzentren weit geringer ist als bei gesunden Menschen. Auch sind die Signale, die hin und her schießen, weniger und weniger komplex, aber sie arbeiten schneller. Nach allem, was man über die lebenslängliche Lernwilligkeit des Gehirns und über die tägliche Neubildung von Neuronen weiß, wären diese Erkrankungen nicht in jedem Fall ein finales Verdikt.

Es könnte bei der Behandlung psychischer Erkrankungen neben den Psychopharmaka die Beschäftigung mit Mandalas als begleitende Therapie sinnvoll sein, um Wohlklang im Gehirn herzustellen. Die mathematischen und geometrischen Raum-Verhältnisse passen zu den Strukturen und Abläufen im Gehirn. Freilich müsste bei der Arbeit mit Mandalas die Übertragung lösender und erlösender Elemente auf das erstarrte Nervenbild auf emotionaler Ebene stattfinden.

C. G. Jung hat als einer der ersten auf das mögliche Heilungspotenzial von mystischen Ritualen und religiöser Ikonografie und deren ganz spezifischen geometrischen »Verhältnissen« hingewiesen. Er betrachtete den Kreis oder das Mandala als Symbol der seelischen Ausgewogenheit oder kurz als »Ganzheit«, als eine Form, die Auseinanderstrebendes zusammenhält. Da die Seele selbst auch nach Ganzheit strebt, wagte er die Behauptung: »Gene sind veränderbar.«

Damals wurde er dafür belächelt – heute zeigen die Diagramme, die ein Magnetresonanztomograf ausspuckt, dass er recht hatte. Man weiß heute, dass Gene für sich genommen gar

nicht so bestimmend sind, sondern erst ihre Verhältnisse unter-
einander und zueinander uns ausmachen. Und das auch nicht
für immer.

Man kann alles Mögliche bei uns auswechseln – sogar das
Herz, von dem wir meinen, dort sitze die Seele. Es ist ein Leichtes, Nasenhöcker, Überbeine und vieles mehr in unserem Körper abzuschneiden, durch anderes zu ersetzen oder überhaupt
neu zu implantieren, um es dann wieder einzusammeln, wie
neulich mit Damenbrüsten weltweit geschehen

Aber Gehirne kann man nicht austauschen! Man kann sie
nur mental beeinflussen. Dieses Organ, mit seiner an Cellulite
erinnernden Konsistenz, das delikat zubereitet eine kulinarische Köstlichkeit sein kann, gehört nur und ausschließlich mir.
Und vielleicht kommt es nicht von ungefähr, dass der Tod offiziell dann erklärt wird, wenn der Gehirntod eingetreten ist.

Ich habe, seit ich in der Klinik bin, ein inniges, spielerisches
Verhältnis zu diesem geheimnisvollen Organ entwickelt – das
bevölkert ist von zweihundert Milliarden Neuronen und Billi-
arden von Zellen. Allein das Bewegen eines Beines verlangt den
Einsatz von zwanzigtausend Nervenfasern. Wenn man nun
weiß, dass die Erwartung in unserem Großhirn veritable Veränderungen bewirkt, dann können auch »Wunder« geschehen.

Seit ich hier in der Klinik – notgedrungen – an und mit mir
arbeite, steht mir die Hoffnung auf ein »Wunder« täglich vor
Augen, besser noch: hat sich in meinem Herzen breitgemacht.
Zum Begriff »Wunder« bieten Bibel oder Koran oder andere
»Heils«-Schriften viel. Ich staune immer wieder über die erbit-
terte Debatte der Gottesanwälte in allen Konfessionen. Sie alle
rücken vollkommen ab vom »Bild«, das zu unserem innersten
Seelenkern spricht. Sie befassen sich nur mit der sprachlichen
Textauslegung, losgelöst von »Bildern«. Deshalb können sie
damit so erfolgreich die »heiligen« Texte instrumentalisieren –
zur Unterdrückung anderer.

Ganz anders sind die Dialoge mit mir selbst, wenn ich an das erhoffte »Wunder« denke. Da spürt meine geschundene Seele und mein gequälter Körper etwas, das aus den dunkelsten Schichten der Menschheitsgeschichte, quasi durch das Gelebte und Erfahrene aller Geschöpfe, mit mir eine intime Verbindung eingeht.

Es könnte doch sein, dass die von der Gesamtheit der Menschheit über Jahrtausende weitergegebenen Mythen, Märchen, Fabeln, Sagen und nicht minder die östlichen Schriften und auch das Alte und das Neue Testament uns keine Regeln und Vorschriften, sondern den Mut zu eigenen inneren Bildern, fern jeder moralischen Doktrin, weitergeben. Bilder, die uns helfen können, den Anforderungen des täglichen Lebens gewachsen zu sein, ohne unser Selbst zu verraten.

Je mehr ich mich damit beschäftige, um so bewusster wird mir, dass ich mich als ein selbstorganisierendes System begreifen darf oder muss. Wenn ich heil werden will, darf und muss ich mich von heilsamen Bildern aus ganz anderen Welten und Zeiten »heimholen« lassen. Ich lasse es zu.

Ganze Bilder-Welten strömen auf mich ein während der vielen Stunden, die ich still daliege. In diesen Stunden bin ich dankbar um jede wundersame Geschichte, die mir meine Mutter, die große Erzählerin, geschenkt hat. Ich bin froh um jede tröstliche Melodie, die ich gehört habe, um jedes bewegende Kunstwerk, das ich gesehen habe, und um jede Szene aus dem Erinnerungsschatz, die in irgendeiner Art Mut machendes Potenzial in sich birgt.

Andererseits halte ich mich mit nichts auf, was mich nicht wachsen lässt. Ich will hier auf H15 absolut nichts davon hören oder lesen, wie beschissen das Leben und besonders die Gesellschaft ist – auch wenn ich selbst in der Scheiße liege. Nein. Nein. Kindlich und ohne Scham klammere ich mich an kleinste Details von Geheimnis und Zauber, die mich anfeuern, weiter zu machen, ganz so, als würde ich den Schweif des Weihnachtssternes sehen, der die Heiligen Drei Könige nach Bethlehem gewiesen hatte.

Das alles hört sich naiv an. Das ist mir egal. Ich bin fest davon überzeugt, dass uns das Irrationale, das Magische, etwas, das mächtiger ist als wir, rund um die Uhr begleitet, ob wir es wollen oder nicht. Ein Teil von uns sehnt sich, bewusst oder unbewusst, immer nach etwas, was wir nicht bis ins letzte Quantenteilchen analysieren können.

Mir unbedarftem Geschöpf fällt es jetzt leicht, in der Beschäftigung mit dem Heiligen etwas Heilendes zu finden. Mein Fundus an Schätzen, die noch aus der Vergangenheit gehoben werden wollen, ist groß. So komme ich angesichts all dessen, was auf mich einströmt, gar nicht dazu zu klagen.

DIE UMGEBUNG

Klugerweise beschäftigt man sich in der Klinik nicht nur mit meinem gelähmten Unterleib, sondern auch mit meinen Armen, Fingern und den Handgelenken, damit ich den Rollstuhl souverän bedienen lerne. Das eröffnet mir ganz neue Welten. Ich flitze neuerdings durch Korridore, kurve um abgestellte Betten, Wäscheberge, Industriestaubsauger und fahrbare Patientenkarteien. Dass ich dabei Menschen an Krücken und an Fusionen Angehängte nicht zu Fall bringe, das hat einen durchaus sportlichen Charakter, der mich zufrieden macht.

Mit der Zeit fühle ich mich so sicher und wendig, dass ich meine Kräfte testen will. Ich fahre mit meinem Rollstuhl sämtliche gebrauchten Tabletts, dann die diversen leer gegessenen Teller aus unserem Zimmer und schiebe diese in die mobilen Geschirrregale auf dem Gang.

Meine Nachbarin faucht: »Warum tun Sie das!?«
»Weil es mir Freude macht!«, antworte ich.
»Das ist nicht Ihre Aufgabe!«
»Aber so werde ich stark«, sage ich.
»Dafür ist das Personal da!«
Ich lächle, dankbar dafür, dass man heute entscheiden und zupacken kann, wann man es für richtig hält. Und ernte außer-

dem den dankbaren Blick der überlasteten Pflegerinnen, als ich vor dem mobilen Geschirrregal zielgenau einparke.

Meine Ausflüge auf der fünfzehnten Etage der Klinik werden immer ausgedehnter. Wenn man gerne Menschen beobachtet wie ich, dann langweilt man sich keine Sekunde. Ich führe ausgedehnte Gespräche mit versehrten Menschen, mit denen ich mich im »normalen« Leben nie ausgetauscht hätte.

Ich erfahre von einem iranischen Geschäftsmann, der an einer Nervenkrankheit leidet, dass er sich immer am Samstag einen Abstecher zu seinem Herrenclub in die Stadt erlaubt. Und ich sehe ihn, der sonst immer am Tropf hängt, tatsächlich zwei Tage später im schicken Herrenanzug aus dem Haus spazieren. In der Brusttasche steckt ein weißes, schön drapiertes Taschentuch und eine dicke Churchill-Zigarre. Wahrhaft gentlemanlike geht er an seinem Stock mit dem silbernen Knauf. Er schwankt ein wenig und schlurft. Ich schicke ihm gute Wünsche für seinen Ausflug.

Im Zimmer nebenan liegt eine Europa-Parlamentarierin. Sie leidet an den Folgen eines Schlaganfalls und kann nicht mehr sprechen. Mit großen verwunderten, schon von dieser Welt abgewandten Augen blickt sie manchmal stumm in mein Gesicht. Ich kurve an ihr Bett und stelle fest, wie nobel und schön sie ist in ihrer Durchsichtigkeit. Rund um ihr Bett ist ein Kommen und Gehen, deshalb bleibt die Tür auch immer offen.

An einem Morgen stürzt der Sohn brüllend aus dem Zimmer: »Nicht meine Mutter! Das muss man mir beweisen!«

Ich bin gerade draußen auf dem Gang und sehe, wie der Stationsarzt den Arm um die Schultern des außer sich Geratenen legt und ihn in die »Kommandozentrale«, das Stationszimmer, führt. Der Arzt sucht nach der Patientenmappe mit den medizinischen Befunden und legt sie auf den Tisch. Eine Weile ist es still. Dann bricht der fast zwei Meter große junge Mann zusammen. »Nein! Das ist nicht wahr, es kann nicht sein, dass meine Mutter Aids hat!«

Zwei Tage später wird sie aus dem Zimmer geschoben. Ein letztes Mal ruht mein Blick auf diesem speziellen Antlitz.

Meine Ausflüge in die Neurologie zeigen mir viel von der »behinderten« Welt! Kein Aufbegehren, kein Toben, kein Aufsehen verursachen die Epileptiker. Unauffällig, immer erschöpft von den durchlittenen Nächten, spazieren sie in den Korridoren umher. Die Verkabelungen der am Kopf befestigten Elektroden tragen sie zusammen mit einem Minitransformator in netten Handtäschchen mit sich herum. Oft liegen diese Patienten tagelang isoliert da, manchmal sogar wegen der Verletzungsgefahr an die Schaumstoffbetten angeschnallt, während sie, um die Störpotenziale im Gehirn zu orten, über kleine Computerzentren in anderen Räumen beobachtet werden.

Seit ich mit dem Rollstuhl mobil bin, sehe ich auf der H15 viele Beispiele, dass und wie mit Menschen gearbeitet wird, damit für sie ein Leben draußen möglich wird. Davon hatte ich bis dahin keine Ahnung!!

Ein ganz anderes Kapitel sind die »Gattinnen«. Im Lauf meiner Beobachtungen konnte ich ein privates Typen-Raster erstellen. »Gattinnen«, wohlgemerkt: Patientinnen, sprechen rund um die Uhr über Bausparverträge, von denen ich bis dahin keine Ahnung hatte, sprechen von Frühpensionen ihrer Gatten und vom Innenausbau ihrer Wohnwagen. Meistens tragen sie einen in Beige gefärbten Kurzhaar-Schnitt und mit Vorliebe einen oder zwei Riesenumschläge mit ihren Röntgenbildern wie Kunstmappen oder Trophäen mit sich herum. In üppig geblümte oder mit Leopardenmuster bedruckte Morgenmäntel verpackt, schlurfen sie stumm hinter ihren murrenden Ehemännern her.

In der Kommunikation mit Pflegepersonal und Ärzteschaft geben sie sich erstaunlich trotzig und nicht-kooperativ, in der Überzeugung, sie würden eh mehr verstehen vom Puls, von Zucker, Allergien, Unverträglichkeiten, Rheumatismus und Blutdruck. Bei solchen Disputen haben diese Frauen plötzlich andere Gesichter.

Sie sehen dann aus, wie die bösen Geister im japanischen NÔ-Theater. Neidische, keifende, strategisch agierende alte Weibsbilder, die ihrer Autonomie verlustig gegangen sind. Gespaltene Persönlichkeiten, »versorgte Sklaven«, wie das einmal Eugen Drewermann nannte.

Hier auf H15 begegne ich diesem Phänomen der Gespaltenheit täglich. Aber erst beim genauen Blick auf diese Frauen wird mir deren Jämmerlichkeit und Lächerlichkeit bewusst. Ich selbst habe ja diesen »Trotz«, der lähmt und einen daran hindert, die einzementierte Kraft gestalterisch zu äußern, hier in der Klinik an mir selbst auch erfahren. Aber Gott sei Dank wurde ich von Zeichen und Hin-Weisen aus einer andern Welt auf neue Wege geführt.

DAS GROSSE TOR

Eine Erinnerung, die ich mir in vielen Nächten herbeiholte: Ich arbeitete für und in einem Basler Chemiekonzern an einem dramaturgischen Konzept für die firmeninterne Weiterbildung unter dem Titel »Führen und Zusammenarbeiten«. Erst spät nachts, um dreiundzwanzig Uhr, löschte ich das Licht am Arbeitsplatz, bestieg den Lift, fuhr ins Parterre, ging durch das Interieur vom Feinsten in Richtung Kellertreppe, die ins Parkhaus im zweiten Untergeschoss führte. Der Portier hatte mir gesagt, dass ich nur so aus dem Haus kommen könne, wenn niemand mehr da sei.

Die Tür zur Kellertreppe ließ sich leicht öffnen, auch fand ich gleich den Lichtschalter. Total zufrieden mit mir und der Aussicht, dass ich nach einem kurzen Spaziergang zu Hause sein, ein Glas Wein trinken und spätestens in einer Stunde in meinem Bett liegen würde, tänzelte ich die vielen Treppenstufen abwärts. Die Tür in die unterirdische Garage war ebenfalls leicht zu öffnen. Und schon war ich drin in der großen unterirdischen Autoparkhalle.

Automatisch schloss sich die Tür hinter mir. Ich suchte nach einem Lichtschalter, um den Fußgängerausgang zu orten. Es war keiner zu finden. Es gelang mir nicht, die Tür von innen zu öffnen. Nach zwei Minuten ging auch das Licht im

Treppenhaus aus. Stockdunkel war es nun hier unten. Jetzt erst stieg mir der grauenhafte Gestank, diese Mischung aus Benzin, Abgasen und abgestandener Luft, in die Nase. Schritt für Schritt, dabei mit den Händen Zentimeter um Zentimeter die Wände rundum abtastend, suchte ich nach einer Öffnung. Da war aber nichts. Mit jeder langsam dahinkriechenden Minute schien ich ein Quäntchen Vernunft und Orientierung zu verlieren.

Hin und wieder stieß ich an eines der wenigen Autos. Rufen und an die Treppentür poltern nützte nichts. Der regelmäßig alle zwei Stunden durch die Büroräumlichkeiten patrouillierende Securitas-Nachtwächter konnte mich zwei Stockwerke tiefer nicht hören. Handys gab es noch keine. Ich hämmerte auf alles in meiner finsteren Nähe ein. Mit stetig wachsender Wucht. Dieses unbeherrschte Entfesseln meiner Wut löste plötzlich eine Bewegung in meinem Körper aus, die allmählich in einen archaischen Rhythmus überging. Im Takt schrie ich laut dazu:

»Ich will die Nacht nicht in diesem Gestank, nicht in diesem Loch, nicht in dieser dunklen, bodenlosen Tiefe verbringen!«

Es war wie ein alttestamentarisches Ringen mit Jahwe, der Zorn aber ganz auf meiner Seite. Mir wurde bewusst, dass mich Angst nur von mir entfernt. Wut, Zorn und Empörung kochten in einem explosiven Gemisch in meinem Inneren. Rasend wie eine Furie brüllte ich wüste Fluchtiraden mit aller Kraft in den Boden hinein, dabei zuerst einen kleinen, dann spiralförmig einen immer größeren Kreis bildend, ganz so wie ich das aus Bilderbüchern und Götter-Beschwörungsriten aus Afrika kannte.

Und es kamen Wörter daher mit Botschaften an das Panoptikum des Schreckens.

»Das lasse ich mir nicht gefallen, dass ihr Chimären versucht, mich zu euch ins Inferno hinunterzuziehen; ich zerhacke eure Krallenfinger und Klauennägel, die mich packen wollen; ich trete in eure hässlichen Fratzen ...«

Es war wie ein Kampf gegen den Teufel, der nichts anderes war als die Angst in mir, und ich glaubte seine schwefelige Ausdünstung zu riechen. Die ganze Halle dröhnte ob meinem Lärm.

Ein leise zischelndes Schnarren ließ mich in meinem seltsamen Tun innehalten. Ich blieb stehen, horchte, konnte vorerst nichts sehen, bis sich ein schmaler vertikaler Lichtstrahl aus dem Dunkel abhob, ganz langsam breiter wurde und in Zeitlupentempo die Dunkelheit beiseite schob. Ich ging auf dieses stetig wachsende Licht zu. Es handelte sich um die Beleuchtung der Garagen-Ausfahrt. Aufrecht, als wäre ich die Königin von Saba, schritt ich durch das geöffnete Tor in die zivilisierte Welt hinaus.

Am anderen Morgen berichtete ich dem Portier von meinem Abenteuer. Er hatte keine Ahnung, dass ich nicht mit dem Auto zur Arbeit gekommen war und dass ich bis dahin diese Autoschleuse nie benutzt hatte.

Natürlich hat diese Geschichte auch noch eine rein physikalische Erklärung. Auf dem Boden der Garage befanden sich Sensoren, sodass ein Auto beim Hinausfahren das Tor öffnete.

Wäre ich am Abend in der Tiefgarage in Opferhaltung in einer Ecke verharrt, hätte ich nicht die Wucht gehabt, die im Boden eingelegte Automatik auszulösen. Meine grenzenlose Empörung hat in mir Energien entfesselt, die tatsächlich den physikalischen Bodenmechanismus ausgelöst und das Tor geöffnet haben.

Von meinem Sohn Alban, der im Lauf seiner Arbeit als Ton-Ingenieur immer wieder mit dem Eklat eines Stillstandes der fast zimmergroßen Computer konfrontiert ist, weiß ich, dass

Ingenieure, bevor sie neue Berechnungen anstellen oder Drähte umstöpseln, erst mal einen kräftigen Tritt in die teure Maschine kicken, was fast immer alles wieder zum Laufen bringt.

Natürlich ist das physikalisch zu erklären. Kurzschlüsse und Verbindungsunterbrechungen im monströsen Gewirr von Verdrahtungen werden durch die Erschütterung wieder in ihre richtigen Verhältnisse gerückt. Das erinnert mich an die »nötige« Ohrfeige, die früher sogenannten hysterischen Frauen verabreicht wurde. Sie wirkte.

Interessant ist, dass ich in der Garage irgendwie dazu getrieben wurde, zuerst eine Spirale zu ziehen, um dann einzumünden in einen klaren Kreis und dabeizubleiben, wie es in primitiven oder schamanistischen Kulturen und bei den ganz zeitgemäßen Familienaufstellungen praktiziert wird.

Was geschehen wäre, wenn ich in von Verzweiflung choreografiertem Zickzack herumgeirrt wäre, weiß ich nicht. Der Kreis in seiner vollkommenen Form hat mich irgendwie zusammengehalten und dadurch meine Kraft gebündelt und potenziert.

FORELLENQUINTETT

Es ist Freitag. Ein Wochenende ohne Therapien und mit heruntergefahrenem Klinikalltag steht bevor. Ich bin plötzlich müde, fühle mich schwer und missmutig. Es ist wie Stillstand, als ob keine Besserung mehr möglich sei. Auch in den letzten Tagen nichts als Sisyphusarbeit.

Immer noch unmutig, hole ich den fünfseitigen Brief von Friedrun aus der Schublade. Ein wunderbarer Brief. Sie beschreibt darin, wie sie und ein paar Freundinnen ein schamanistisches Ritual gemacht und mich in Hinblick auf Genesung in dieses eingebunden haben, ausgerechnet auf einer der Wiesen ganz in der Nähe des Fuschlsees.

Während des Lesens wandere ich hinaus in den Kreis der Singenden, die im meterhohen Gras (ein Foto liegt bei) fast verschwinden. Ich lasse die heilenden Impulse auf mich zukommen, und niemand versucht mich in die Realität zurückzubringen. Die beiden Betten neben mir sind heute leer. Und jetzt erst, als ich den Brief zum fünften Mal lese, dringt der Inhalt in seiner Vieldeutigkeit in mich.

Da steht, dass eine der Frauen eine »Eingebung« hatte, die da lautet: »Wenn irgendwo in meinem Umfeld weiße Rosen auftauchen, ist das ein Zeichen einer energetischen Umkehr. Eine körperliche Verbesserung setzt ein.«

Ich blicke mich im Zimmer um, da sind keine weißen Rosen, aber es steht ein buntes Rosenbouquet auf dem Fensterbrett. Demonstrativ schaue ich weg, obwohl der Blumenstrauß fröhlich und frisch und üppig ist. Er gefällt mir nicht. Ich tauche ab.

Mitten in der Nacht spüre ich eine Hand, die vorsichtig die Bettdecke beiseite schiebt und kontrolliert, ob ich überhaupt noch am Leben bin. Bin ich nicht.

Am anderen Morgen sagt Oberarzt Voller bei der Arztvisite: »Bleiben Sie ruhig unter der Decke, so lange Sie das Bedürfnis haben. Nichts geht verloren, Sie fallen nicht zurück in Ihrem Gesundungsprozess. Im Gegenteil. Glauben Sie mir. Tauchen Sie erst wieder auf, wenn Ihnen danach ist.«

Drei Tage lang ist mir nicht danach. Nur aus der Ferne nehme ich in diesen Wochenendtagen wahr, was um mich herum geschieht. Am Montagmorgen wird dann das Klinikleben wieder hochgefahren.

Neue Patientinnen werden hereingeschoben, darunter die blutjunge, an Multipler Sklerose Erkrankte, die schon einmal meine Nachbarin war und dann entlassen werden konnte. Im Fahrtwind ihres Rollstuhls schiebt sich die Mutter mit jenem versteinerten NÔ-Theater-Gesicht hinterher.

Direkt neben mich wird eine an Gehirntumor erkrankte Dame geschoben, so gegen hundert Jahre alt, mit akkurat nachgezogenem Augenlidstrich und ebensolchen Lippen in verwegenem Rouge, die wie ein Wasserfall munter vor sich hin plaudert und dringend beim hausinternen Friseur über das Pflegepersonal einen Termin vereinbaren lässt.

Sie will zum Glück nichts von mir, und ihr Blick ist ungewöhnlich gütig. Es kommen jede Menge Menschen, die etwas von ihr wollen. Besucher reden auf sie ein, schmiegen sich an sie an. Die Dame scheint reich zu sein. Jahre später lese ich in einem Revolverblatt, dass genau diese reiche Frau entmündigt worden war, ihr Geld an die gierige Verwandtschaft verloren hat und nun von zehn Euro pro Tag leben muss.

Es ist wieder Montag, und draußen ist strahlender Sommer. Ich tauche wieder auf. Frisch gestärkt und neugierig auf das Tagesgeschehen drehe ich mich aus eigener Kraft ziemlich schwungvoll zur Türseite. Eine Pflegerin fragt mich, ob sie die verwelkten Blumen auf dem Fensterbrett aussortieren und wegwerfen könne.

»Sind die schon welk?«, frage ich erstaunt.

»Bei dieser Wärme geht das schnell, aber ein, zwei Rosen sind erstaunlich frisch, die lasse ich noch in der Vase und gebe frisches Wasser dazu«, sagt sie beim Hinausgehen.

Ich bin eigentlich voller Tatendrang – aber da fällt erneut mein »Garagen-Erlebnis« über mich her.

Ich kämpfe wie Ritter Georg gegen den Drachen der herunterziehenden Kräfte und beschwöre jene lichten Energien, die mich der Bewegung und dem natürlichen Leben wieder zuführen können.

Natürlich ist es mir nicht möglich, in meinem Gitterbett einen rituellen Stampftanz aufzuführen oder spiralförmige Kreise zu ziehen. Aber ich kann hier in meinem rosaroten Klinikbett das ganze Ringen mit den inneren Kräften, die mich ausmachen, in der Fantasie nachvollziehen.

Ich sage laut, dass ich nicht ein Leben lang in die Windeln pissen und scheißen will, dass ich nicht, um mich fortzubewegen, fremde Hilfe in Anspruch nehmen will. Ich hadere nicht, darauf achte ich im Tonfall, aber ich empöre mich. Ich begehre auf. Und ich erhebe meine Stimme für meine Selbständigkeit. Das tut mir gut, macht mich plötzlich zufrieden, ganz so, als hätte ich meine Hausaufgaben doch noch erledigt.

Entspannt döse ich wieder ein, bis ein Pfleger zu mir kommt

und mir erklärt, dass man jetzt versuchsweise den Katheter entfernen wolle. Wird sich meine Blasenfunktion wieder aktivieren lassen, oder werde ich mein Leben lang inkontinent bleiben?

Schmerzfrei und blitzschnell demonstriert Christoph seiner serbischen Lernpflegerin, wie man die Verschlauchung und den mich jetzt nun schon seit langer Zeit begleitenden Urinsack entfernt.

Zu mir sagt er: »Sobald Sie irgendwo in Ihrem Unterleib irgendetwas Ähnliches wie Harndrang oder überhaupt etwas spüren, rufen Sie sofort!«

»Ich, etwas spüren im Unterleib?«, frage ich.

Bei mir ist Taille abwärts alles taub, konturlos und gehört nicht zu mir.

Ich konzentriere mich auf das Mittagessen, karre dann Geschirr und Tablett auf den Gang und feile, wieder in meinem Bett, meine Fingernägel. Plötzlich halte ich inne. Es tut sich etwas. Irgendetwas Undefinierbares irgendwo in meinen unteren Regionen.

Ich drücke den Alarmknopf. Drei Sekunden später kommt der Pfleger hereingestürmt, stemmt mich in den Rollstuhl und steuert mich in einem Affentempo durch den Korridor in das große, bequeme Behinderten-WC im Duschraum. Schon sitze ich auf der Schüssel.

Um mich warm zu halten, denn auf dem WC herrscht eine Saukälte, wickelt er mich in ein Bettlaken und zieht mir dicke Socken an.

»So, jetzt entspannen Sie sich einfach, und wenn Sie pinkeln können und fertig sind, klingeln Sie«, sagt der Pfleger beim Hinausgehen.

Vorher hat er mit einem unauffälligen Griff den Wasserhahn geöffnet, sodass es direkt neben meinem Ohr ganz leicht plätscherte. Und er hat das Radio angestellt. Und es erklang der letzte Teil des ersten Satzes von Schuberts »Forellenquintett«, in dem es perlt und prickelt und strömt und ich das Wasser plaudern höre. Der Pfleger verschwindet grinsend, die Tür hinter sich zuziehend.

Da sitze ich nun, Pinkeln ist angesagt. Ich gebe mich ganz der Musik hin, summe mit. Gleichzeitig stelle ich mir die Flüssigkeitsaufnahme vor, das Schlucken und Hinabfließen entlang aller Bahnen bis zur Blasenöffnung, also genau jene physiologischen Abläufe, die ich in der Fantasie zuvor hundert Mal durchgespielt habe.

Und dann geschieht das Wunder. Ich höre den ersten Tropfen in die WC-Schüssel fallen, dann löst sich ein zweiter, dann ein dritter, und es mündet ein in zuerst zögerliches, dann immer volleres Geplätscher, bis das Pippi aus mir herausströmt. Was für ein Gefühl!

Dieses Strömen und Fließen genieße ich rein kreatürlich, mehr noch genieße ich den erleichterten Zustand. Lange melde ich mich nicht, weil ich mich meiner Tränen schäme. Nach einer Weile wird die Tür einen Spalt breit geöffnet und ein Gesicht fragt betont neutral: »Und!?«

Der Pfleger von vorhin hilft mir, mich wieder in mein Bett zu bringen. Und er sagt:

»Wenn Ihre Blase in Ordnung ist, dann kommt vermutlich ihre Darmentleerung irgendwann auch wieder zu ihrer normalen Funktion zurück; betroffen sind nämlich dieselben Nerven.«

»Halleluja!«, jauchze ich.

Meine Begeisterung abwehrend, erhebt der Pfleger die Hände: »Es hängt natürlich davon ab, ob keine Rückstände von Harn in der Blase zurückbleiben. Das müssen wir mit Ultraschall messen.«

Man untersucht mich und findet keine Rückstände. Selig liege ich in meinen Kissen. Und mein Blick fällt auf den Restbestand der Rosen am Fenster – und es sind weiße Rosen.

TANZEN

Jetzt, seit ich den Urinsack nicht immer und überall mitschleppen muss, kann das Training mit Sabine intensiviert werden. Wir üben millimeterweise, im Liegen, Sitzen und dazwischen. Und ich beginne Lebendiges zu spüren! Insbesondere, wenn ich angstfrei innehalte und mit konzentrierter Aufmerksamkeit läppisch kleine Trippelchen mit den Füßen mache. Immer und immer wieder und wieder merke ich, wie mein Gehirn aufnahmefähiger wird.

Vorerst passiert scheinbar nichts, aber eben nur scheinbar. Mein Kopf hat meine immer gleichlautende Botschaft irgendwann doch noch verstanden. Und irgendwann passiert es. Ich gehe!

Im Physiotherapieraum machen Sabine und ich daraus kein großes Aufsehen. Es erscheint uns selbstverständlich. Eine der wenigen noch intakten Nervenverbindung hat eine neue Funktion übernommen!

In der Nacht kommt im Traum das Neue auf mich zu: Ich bewege mich, angedeutete Kreise ziehend, und tänzle durch mehrere helle Räume auf verschiedenen Etagen. Dabei bin ich verkabelt und »versorgt« mit einer Nährlösung, deren Verbindungskanal von meinem Kopf aus durch die Decke ins Unendliche des Himmels hinaufzuführen scheint. Ich tanze.

Später habe ich von dem Tänzer und Choreografen Ismail Ivo gehört, dass »man sich selber choreografieren soll«. Das ergibt Sinn. Um dem Leben eine permanent bewegte Form zu geben. Dem Tanzen liegt ja auch ein neurokognitiver Denkvorgang zugrunde. Es gibt Tanzpädagogen die sagen: Bewegung entsteht durch Denken und nicht durch Drill.

Ich kann das Gehirn als Organ von Verhalten, Stimmung und Denken mit Entscheidungen füttern, die ausschließlich mich betreffen. Tanzen ist also eine elementare Lebensäußerung.

Vielleicht ist das eine Erklärung dafür, weshalb Tanz in vielen Kulturen mit religiösen Vorstellungen verbunden ist. Eine alte Sufi-Weisheit lautet: »Gott achtet uns, wenn wir arbeiten. Aber Gott liebt uns, wenn wir tanzen.«

Beim rituellen Tanz geht es fast immer darum, die Verbindung zwischen Himmel und Erde herzustellen, um Fruchtbarkeit, Freude und Frieden herbeizuholen. Marc Chagall hat mit seinem in vielen Bildern auftretenden »tanzenden Geiger« diese aus der chassidischen Symbolik stammende Verbindung zum Göttlichen leitmotivisch verwendet.

Nach diesem eindrucksvollen Traum angle ich mir eines der besten Traumbücher von meinem Tischchen: Ernst Aepplis »Der Traum und seine Deutung«, das schon 1943 erschienen und heute noch immer lieferbar ist. Er schreibt, dass vor allem Menschen in reiferen Jahren vom Tanzen träumen, »ganz im Sinne vom ›Tanz des Lebens‹; und der Tänzer tritt da auf, wo man der leidenschaftlichen Bewusstheit des Lebens nahe ist, wo man hineingeraten ist in das um ein unsichtbares Zentrum kreisende Leben ...«

Also geht es jetzt nicht bloß um die Fähigkeit der rein körperlichen Funktion, sondern um die Neu-Formatierung meines Verhältnisses zu diesem meinem neuen Leben. Wieder werde ich produktiv animiert, das Neue anzupacken, keinen Schongang einzustellen und immer in Bewegung und »bewegt« zu bleiben.

Paul Klee hat einmal von der »initialen Produktiv-Bewegung« geschrieben, »die den Anfangshandlungen eines Schaffenden hin zur Eigen-Natur des Werkes« zugrunde liegt. Diese »Eigen-Natur des Werkes« verstehe ich für meine Situation nun so, dass ich mit meinen ausgeführten Millimeter-Trippelchen, hängend im Therapieraum, physisch *und* psychisch »die initiale Produktiv-Bewegung« habe vollziehen können.

Ab da bezeichne ich deshalb für mich einfach alles, was ich physiotherapeutisch angehe und angehen muss, als »tanzen«. Das gefällt mir viel besser als »trainieren« oder »üben«. Und es nimmt mir, auch wenn es schweißtreibend ist, noch den letzten Rest von Angst, fühle ich mich doch immer »von oben an der Leine gehalten«.

Diese vollkommene Angstfreiheit – wenn auch vorerst nur in der Schonwelt der Klinik – ist neu in meinem Leben und beschert mir eine mich nie mehr verlassende Heiterkeit und Lust auf Abenteuer. Pflegerin Geena, selber immer auf alles Neue neugierig, nimmt mich deshalb eines Morgens als Versuchskaninchen in ihr sogenanntes »Aquaprogramm«, das mir sofort Spaß macht.

Sie kommt mit dem erst seit kurzem von der Abteilung erworbenen riesigen Kran auf Rädern ins Krankenzimmer, programmiert den Liegelift und fischt mich mit diesem schaufelartigen Ding sozusagen wie eine Mumie aus dem Bett, deckt mich flüchtig zu mit einem Laken und steuert mich durch den unterkühlten Korridor hinein in den Baderaum, wo eine große Wanne bereitsteht. Alles dampft. Und es duftet nach feinstem Badezusatz. Echtes Hamam-Gefühl.

Der Kran senkt mich vorsichtig ins heiße Wasser. Wasser! Ich jauchze, versinke in der Wärme bis zum Kinn. Dann lasse ich mich bis zum Scheitel hineingleiten. Da ist sie, die Verbindung mit meinem Lieblingselement. Was für eine Erfahrung! Ich meine mit meinen Beinen zu strampeln, auch wenn ich das nur imaginiere. Und es spritzt und klatscht.

Mit flachen Händen schlage ich aufs Wasser. Um die Wanne herum bildet sich ein See. Alles um mich und alle um mich werden nass, was niemanden stört. Die beiden Pflegerinnen in Gummistiefeln lachen und lassen mich plantschen. Und es kommt so weit, dass ich meine Beine wie ein Frosch anzuziehen meine. Ob das nun zutrifft oder nicht, ist unerheblich. Man drückt mir einen Waschlappen in die Hand. Ich kann mich zum ersten Mal eigenhändig waschen. Das ist auch tanzen.

Zwei Wochen später kann man mich im Rollstuhl in die Dusche schieben, wo ich, unter Aufsicht, die ganze Morgenwaschung selbständig im Sitzen erledigen kann. Dazu brauche ich viel Zeit. Man lässt sie mir. Da mir immer kalt ist, lege ich immer nur einzelne Körperteile frei, um sie nach der Waschung sofort wieder zu bedecken. Eine logistische Herausforderung. Also auch gut für das Gehirn.

Mit dem Gehirn tanzen, sage ich zufrieden. Und ich bemerke mehr und mehr, dass, wenn ich »Tanz« oder »tanzen« denke oder irgendeine, wenn auch noch so lächerlich schwerfällige körperliche Betätigung nachahme oder karikiere, ja, dass mich so etwas wie eine vitale Dankbarkeit durchflutet.

Tanzen muss also mehr sein, als ein rein funktionaler Bewegungsablauf. Es ist eventuell doch die in religiösen Riten beschworene Verbindung mit dem Schöpfungsgedanken. Pina Bausch formuliert das in Wim Wenders Dokumentarfilm mit den einzigartigen Worten: »Tanzt, sonst sind wir verloren!«

Aber wie soll ich je wieder richtig tanzen, ohne dass es lächerlich oder Mitleid erregend ist? Sucht man in einem Synonym-Wörterbuch das Wort »invalid«, erfährt man wenig Auf-

und Erbauendes: krank, hinfällig, kränklich, gebrechlich, unzulässig, formal falsch, dienstunfähig, gegenstandslos, null und nichtig, nicht ordnungsgemäß, außer Kraft, versehrt, behindert, fehlerhaft und als verbale Krönung: ausgemustert!

Perplex schließe ich das Online-Wörterbuch und blättere erneut in dem Prospekt mit Rollstuhl-Modellen. Da entdecke ich ein ganz leichtes, fast zierliches Ding, ähnlich jenen Fliegengewicht-Fahrrädern für Indoor-Rennbahnen. Und ich sehe es wieder vor mir: das holländische Het Werkteater in einem riesigen Zirkuszelt in Zürich.

Es wurden, zum Teil unter Mitwirkung körperlich Behinderter, Szenen aus dem Klinik-Alltag gezeigt, ziemlich komisch und rührend zugleich. Plötzlich wurde das Licht abgedunkelt, und ein Lichtkegel erfasste einen jungen Mann, der im Ausgang zur Arena im Rollstuhl wartete. Aus den Lautsprechern ertönte Chopins »Grande Valse Brillante«. Ganz langsam griff eine Initialbewegung aus dem Körper des jungen Mannes in fast organischer Weise auf seinen Rollstuhl über. Wie ein Eiskunstläufer, vollkommen ruhig und dennoch geladen mit großer Energie, rollte er in großen Schlaufen, schnellen Pirouetten und kleinsten ornamentalen Verzierungen über die Fläche, ließ die Vorderräder in die Höhe steigen, als wäre er ein Prachtschimmel beim Zirkustanz auf den Hinterbeinen. Dann immer größere Runden und Verzögerungen bis fast zum Stillstand, gefolgt von atemberaubenden Beschleunigungen.

Was den anmutigen Rollstuhltänzer für fünfeinhalb Minuten göttlich erscheinen ließ, war die in jeder Sekunde präsente Verletzbarkeit. Für mich ist es unerheblich, ob das ein Schauspieler war oder ein wahrhaft Behinderter. Diese Grande Valse war jedenfalls nicht von dieser Welt. Nachdem die letzten Töne verklungen waren, ging der Scheinwerfer aus. Das Publikum saß im Dunkeln und klatschte nicht, niemand wollte die Magie des Moments zerstören.

KRÄUTERGARTEN

Die junge serbische Pflegelernschwester, die mich immer in den Duschraum begleitet, möchte mir die Haare waschen und mich schön frisieren. Das ist insofern ein Abenteuer für mich, denn ich habe jahrzehntelang meine Haare immer selber geschnitten und seit Ewigkeiten keinen Friseursalon mehr betreten.

Sie schiebt meinen Rollstuhl vor das Waschbecken. Zum ersten Mal, seit ich hier bin, sehe ich mich im Spiegel. Ich bin mir fremd. Irgendwie ist alles anders, nur die Ohrringe, die ich stur jeden Morgen anlege, sind mir vertraut und erinnern mich daran, dass ich mir irgendwann in meinem Leben geschworen habe, auch in misslichen Lagen eine homöopathische Dosis Eleganz aufrechtzuerhalten.

Inbrünstig schamponiert die Lernschwester meine Haare und massiert meinen Kopf. Ausspülen mit warmem Wasser, dazu die ruhigen Bewegungen der geschickten Hände, da spüre ich, wie Schicht um Schicht die unsichtbaren Verklammerungen um meinen Kopf abgetragen werden. Es wird mir wohler und wohler.

Ich möchte die Augen gar nicht mehr öffnen, bis ich am dröhnenden Geräusch merke, dass die Gute einen Föhn einsetzt, um mir eine »Frisur« mit großen Tollen und toupierten Strähnen zu machen. Ich lasse es zu, obwohl ich ein Leben lang eher darauf bedacht war, meinen von Natur aus gelockten Haaren freien Lauf zu lassen.

Die junge Frau erzählt mir auf meine Nachfrage ganz ohne klagenden Ton von ihrer Familie in Serbien, vom Vater, der im Krieg gefallen ist, von der Mutter, die von früh bis spät in einer Bäckerei arbeitet und oft mit dreimonatiger Verzögerung ihr kleines Salär ausbezahlt bekommt. Sie berichtet von ihren Brüdern, alle mit Abitur, aber kein Geld zum Studieren. Sie selber hat bis jetzt als einzige die Chance gehabt, hier in Österreich Fuß zu fassen. Sie büffelt an den Wochenenden für die Schule, um einen möglichst guten Lehrabschluss hinzukriegen, und nach zwölf Stunden Dienst besucht sie abends Deutsch-Kurse. Keine Diskos, keine Feten, kein Shoppen. Später erfahre ich, dass sie als Beste die Schlussprüfung bestanden hat.

Mit meiner neuen Frisur, die wie neben mir einhergeht und mich wie die Karikatur einer Abteilungsleiterin eines Kleidergeschäfts für Übergrößen aussehen lässt, werde ich abgeholt von Alexander, einem langjährigen Freund unserer Familie.

Es ist mein erster Ausflug hinaus aus der Klinik. Nicht ohne schriftliche, mit Stempel versehener Erlaubnis, die ich schnell bekomme.

Als er kommt, sitze ich ordentlich in meinem Rollstuhl – mit jenem bei Gelähmten legendären Griff in die Kniekehlen, um die Gliedmaßen ordentlich auf das Trittbrett zu schlenkern. Die Bettnässer-Unterlage ist dankenswerterweise mit einem neutralen Tuch zugedeckt. Dann die Sonnenbrille aufgesetzt, Sportschuhe angezogen bekommen, die Füße ein zweites Mal zurechtgerückt, die hauseigene Pumphose etwas über die Unterlage gezupft, ein Minitäschchen mit Geld und Taschentuch in die Hände geklemmt.

Die vielen Spiegelungen der Glastüren, die wir bis zum endgültigen In-die-Welt-Hinaustreten passieren müssen, zeigen mir ein fremdes Geschöpf. Draußen lenkt mich der Straßenverkehr ab. Ich erschrecke, wie sollen wir auf der anderen Straßenseite ankommen! Und dann die Schwelle zum Gehsteig. Wird Alexander mit mir klarkommen?

Alles wird zum Problem für mich, jede Unberechenbarkeit, vom gläsernen Lift am Südausgang des Klinikums, der mich in meinem Rollstuhl öffentlich ausstellt, bis zu meinem plötzlichen Aufenthalt unter normalen Menschen. Ich zucke bei jedem Geräusch zusammen und bin völlig verspannt.

Bis Alexander mich durch das große Tor in die Gärten des Unicampus schiebt, wo früher das alte Klinikum war. Da ist mir alles, selbst der gelbe Briefkasten, vertraut. Diese Anlage liegt ganz nah bei meiner Wohnung. Hier saß ich, las ich und ging eigentlich fast täglich spazieren.

Alexander fragt mich, ob ich nicht wenigstens zu meinem Fenster im dritten Stock hinaufschauen möchte? Ich winke ab, habe null Bedürfnis. Mein Zuhause ist zur Zeit nicht da. Ich muss auch nichts erledigen in meiner Wohnung. Sie lockt mich nicht.

Aber ich will unbedingt in meinen Lieblingshof im alten Klinikum, wo versteckt in einer kleinen Ecke ein paar Studenten und Professoren eine kleine Gewürzinsel gepflanzt haben, von der ich ab und zu Kräuter gestohlen habe, da Kräuter schließlich besser wachsen, wenn man sie schneidet ...

Alexander zieht mir Schuhe und Socken aus, so kann ich mit nackten Füßen das Grünzeug berühren. Spüre ich etwas? Ganz sicher kann ich den Geruch der verschiedenen Sorten auseinanderhalten und den betäubenden Duft der Lindenblüten herbeizaubern.

Wir sprechen nicht. Ich bin einfach nur zufrieden. Und mit einem Mal verstehe ich, dass *Genesung* und *Genesis* ein und dasselbe sind: neu geboren werden, etwas Neues herausbilden, endlich Heimat finden. Und da spüre ich, dass ich mich nun nicht mehr meiner seltsamen äußeren Aufmachung schämen muss. Jetzt gilt es, Eitelkeit abzulegen, dem Eindruck, den man auf andere macht, keine Bedeutung mehr geben. Das kann man im Krankenhausalltag bestens lernen. Image-Pflege hat hier keine Chance.

Meine immer leicht nach vorne gebeugte Hosenscheißerstellung, wenn ich mich aufrichte, das Tapsige, Hopsige bei Veränderung des Blickwinkels um 45 Grad, erst recht das verstohlene sich Festhalten, wenn ich versuche, mich irgendwie zwischen zwei Möbelstücken einzuklemmen – diese komischen Aktivitäten lassen von Tag zu Tag den Dünkel dahinschmelzen.

In Sachen Ästhetik war ich immer und bin ich noch immer am Verletzlichsten. Stil haben, guten Geschmack zeigen, war immer mein Programm! Nur nicht belächelt werden! Von all dem sind vermutlich immer noch Restbestände in mir.

QASIDA AL-BURDA

Am nächsten Tag soll ich der versammelten Ärzteschaft demonstrieren, wie ich die ersten Zentimeter am Rollator zu gehen im Stande bin. Es ist mir peinlich. Meine Frisur ist immer noch ein haubenartiges Turmgebilde. Keine auch nur halbwegs elegante Geste will mir gelingen, meine Erscheinung gleicht einem Haufen lebloser Materie.

Ich spüre die aufmerksamen Blicke der Beobachtenden in meinem Rücken, ich meine, dass mein Windelpaket immer größer wird. Ich merke, wie die Anstrengung Schweißperlen auf meine Stirn treiben, und ich muss mit ansehen, wie sich meine Füße, schwer wie Klumpen, monströs langsam vorwärtsschieben. Alles an mir kommt mir lächerlich vor.

Aber ich mache weiter, irgendetwas treibt mich. Ich vollbringe zehn Schritte am Rollator!

Dann kommt der Beifall. Nicht zynisch, sondern ein warmherziger, freudiger Beifall. Und der Oberarzt doppelt nach mit der Bemerkung, dass eine solche »Vorführung« eine besonders mutige und große Leistung sei.

»Sie haben in einer schwierigen Situation Ihr Bestes gegeben«, sagt Professor Voller.

Ich stutze. Hat er gesagt »Prüfungssituation«!? Nein, hat er nicht! Ich bilde es mir nur ein. Und in diesem Augenblick wird mir bewusst, dass ich hier oben auf H15 während des ganzen Aufbau-Prozesses, der ja nichts anderes als Lernen war, nie geprüft wurde!

Lediglich genau hingeschaut hat man. Und so habe ich die mir eben gestellte Aufgabe ohne Prüfungspanik absolviert, ohne die mich lebenslang begleitende Angst vor Versagen und Scheitern. Ich denke, dass ein neurotisches Wiederholungsmuster zum ersten Mal nicht mehr in mein Dasein hineingepfuscht hat, als wäre die Erinnerung an diese Ur-Angst in meinem Gehirn ausgelöscht worden.

Und das bei mir, die ich bei Prüfungen aller Art, insbesondere aber bei Matheprüfungen, von einer Lähmung meiner Denkfunktionen befallen wurde, die mich daran hinderte, zwei und zwei zusammenzuzählen, geschweige denn eine Differentialgleichung zu lösen. So war ich über viele Jahre genötigt, Rheumaschübe oder Nasenbluten zu produzieren, um mich vor Klausuren und Tests, welcher Art auch immer, zu bewahren.

Ich bleibe noch etwas stehen, da löst sich der Gatte einer anderen Patientin, der mich per Zufall beobachten konnte, aus dem Türrahmen des Zimmers nebenan und kommt in gewohnt zurückhaltender Art auf mich zu. Er ist Afghane, vor Jahren mit seiner Familie aus Kabul nach Wien geflüchtet. Sie haben Grauenvolles erlebt.

Der Vater, diskret bis in die kleinste Geste, kommt nun auf mich zu und sagt: »Mohammed hat seinen Mantel um Ihre Schultern gelegt!«

Dann drückt er meine noch krampfhaft am Rollator klebenden Hände und verschwindet in Richtung Lift. Ich verstehe die Metapher vorerst nicht. Aber das Bild gefällt mir. Es muss etwas Wunderbares auf sich haben.

Wieder zurück im Bett, suche ich im Internet unter »Mantel« und »Mohammed«. Schnell werde ich fündig. Dutzendfach wird auf Arabisch und Deutsch von der wundersamen

Geschichte, nämlich der »Qasida al-Burda«, berichtet und auf YouTube gesungen. Und ich lese, dass in fast allen über die Welt verbreiteten Verzweigungen des Islams das Singen der Mantel-Ode zu einem der zentralen Rituale gehört.

Die Geschichte: Ein kleiner Beamter im 13. Jahrhundert war wahrscheinlich durch einen Schlaganfall halbseitig gelähmt. In seiner Not begann er mit dem Propheten zu reden und bat diesen immer wieder um Genesung. Eines Nachts erschien ihm Mohammad im Traum. Der Prophet löste nun seinen Mantel (arabisch Burda) von den Schultern und breitete diesen über dem armen Mann aus. Am anderen Morgen war die Lähmung verschwunden und er von seiner Behinderung erlöst.

Der Mantel – ich spüre ihn jetzt über meinen eigenen Schultern! Und wie von Zauberhand geleitet, erinnere ich mich daran, dass ich meinen beiden Kindern damals, in den bewegten und eher gottesfernen achtundsechziger Jahren abends oft ein Gutenachtlied gesungen habe, das vom Himmelsmantel erzählte, den die Muttergottheit Sophia (oder Maria) schützend über die Kinder spannt, auf dass sich das Licht der Sterne in ihren Augen widerspiegele.

In allen Kulturen steht der Mantel als Zeichen der Macht, vornehmlich der irdischen Macht. Feldherren, Kaiser, afrikanische Diktatoren und ehemalige Päpste lieben es, in prächtigen Mänteln vor die Öffentlichkeit zu treten.

Interessant ist in diesem Zusammenhang, dass Jesus nie in einem imponierenden Mantel dargestellt wurde. Sein Lendenschürzchen ist geradezu exemplarisch bescheiden im Vergleich zu Samt und Seide, wie sie etwa die katholische Kirche aufgewendet hat.

Viel wichtiger ist mir aber die tiefere Symbolik des Mantels. Seine geistige Macht, die uns weg von Fremdeinflüssen und zurück in eine »Eigenmächtigkeit«, also in Verbindung mit unserem innewohnenden Regisseur oder Göttlichen, bringt. Das Bild des Mantels steht symbolisch für das Zusammenfassen unserer Vielgestaltigkeit, die uns immer auch zu überschwemmen droht.

Wenn wir die religiöse Sprache als eine poetische verstehen, dann könnte uns das Symbol des Mantels helfen, unseren Affekten standzuhalten und unsere auseinanderstrebenden Teile zusammenzuhalten. Das Bild des Mantels kann ordnend in unser Sein eingreifen.

Heißt es doch, dass man den Geist der Propheten erben kann, wenn man ihren Mantel trägt. So wage ich zu behaupten, dass Mohammad, der dem Gelähmten im Traum erschien, den Mantel vielleicht auch als Zeichen dafür gegeben hat, dass ihm nun die Macht »über sich selbst« verliehen wird.

Eigenmächtigkeit und Gesundheit gehören zusammen. Der Begriff »Selbstheilungskräfte« fasst das in ein einziges Wort. Diese Selbstheilungskräfte finden ihre symbolische oder magische Entsprechung auch im Mantel. Er befreit uns von der Ohnmacht und führt uns hinein in die Stimmung von Aufbruch und Zuversicht.

DORNENKRONE

Mit dem Rollstuhl bin ich inzwischen so verwachsen, dass ich allein und ohne Angst Ausflüge in die verschiedenen, manchmal versteckten und wunderschön ruhigen Oasen, die es in diesem gigantomanischen Betonbau auch gibt, wagen kann.

An einem Samstagnachmittag mache ich mich wieder auf zu einer Spazierfahrt. Ich wähle von den vielen Lifts den hintersten, davor steht eine Gruppe lachender und arabisch schwatzender Frauen. Sie scharen sich um einen Popen mit Vollbart und orientalischem Kopfschmuck. Sofort sind wir im Gespräch, es sind Ägypter. Ich rolle in den Lift, und die Mitfahrenden laden mich spontan zu ihrem Gottesdienst ein, den sie in einem der Gebetsräume im Erdgeschoss des Klinikums abhalten wollen. Ich sage zu.

Auf dem Weg zum Gebetsraum wollen die jungen Frauen alles über meine Herkunft und meine Behinderung wissen. In lebhaftem Hin und Her zwischen Englisch, Deutsch und Französisch schließen wir uns auf der kurzen Strecke gegenseitig ins Herz. Am Türknauf hängt ein Schild mit der Ankündigung einer koptischen Messe. Ich schaue ratlos in die Runde, denn ich weiß, wie lange solche dauern. Der Pope versichert mir in perfektem Deutsch, dass ihre hier verkürzte Liturgie nicht länger als sechzig Minuten dauere und dass ich jederzeit hinausfahren könne. Dabei packt er meinen Rollstuhl und befördert mich schwungvoll zwischen die beiden vordersten Bankreihen.

Noch ein, zwei Männer und ein katholischer Priester huschen herein und setzen sich auf die hinteren Plätze. Die beiden Priester grüßen einander, sich wohlwollend zunickend. Hier im Wiener Klinikum ist offensichtlich möglich, was draußen in der Welt so viel Schwierigkeiten macht. Hier finden sämtliche Zweige der christlichen Kirchen Platz, und nebenan gibt es je einen islamischen und einen jüdischen Gebetsraum. Es rührt mich, dass mir der Pope bei jeder einzelnen Kulthandlung eine kurze Privat-Einführung gibt, wovon ich aber wenig kapiere, da ich keiner kirchlichen Institution verbunden bin. Er spricht viel von Jesus, und ich schaue lange auf den mir direkt gegenüber am Kreuz hängenden Jesus mit seiner Dornenkrone.

Plötzlich kommt mir die Dornenkrone mit ihrem Gestrüpp wie ein gestresstes Gehirn mit seinem erstarrten Gewirr von Verdrahtungen vor. Könnte die Struktur des Gehirns zum Urwissen der alten Kulturen, zum Mythos des kollektiven Unbewussten gehören? War da schon Jahrtausende lang ein Wissen, das erst heute von der Wissenschaft sichtbar gemacht wird? Ist die Dornenkrone die Verbildlichung jenes Anteils in Jesus, der, obwohl Gottes Sohn, ganz und gar menschlich von Angst ergriffen worden ist, was mit den Worten »Vater, warum hast du mich verlassen?« unser aller Not symbolisiert? Dieser Gedanke hat etwas Tröstliches.

Und dennoch frage ich mich einmal mehr, warum die christlichen Religionen so sehr den Fokus auf den leidenden Jesus legen, obwohl in den Evangelien davon gar nicht so viel Aufhebens gemacht wird. Wie kam es zu dieser seltsamen Verschiebung der Botschaften? Ist denn das Thema Transformation/ Wandlung nicht zentraler im Leben Jesus als die bis zum Exzess demonstrierte Leidens-Mystik? Man denke nur an die vielen

Darstellungen des Gekreuzigten – selbst in den spartanisch ge-
schmückten evangelischen Kirchen fehlt er nie.

Dass jeder Mensch, der geboren wird, irgendwann »seine«
Dornenkrone tragen muss, ist mir kein fremder Gedanke, be-
sonders seit ich hier in der Klinik bin. Und ich denke mehr
denn je, dass schwierige Lebenserfahrungen der persönlichen
Transformation dienen. Niemand kann dem Leiden entfliehen.
Wer das versucht, leidet noch mehr.

Der österreichische Neurologe und Psychiater Viktor E.
Frankl, der als Jude alle Familienangehörigen durch die Nazi-
gräuel verloren, selbst einige Jahre in Konzentrationslagern
verbracht und dann das legendäre Buch »Trotzdem Ja zum
Leben sagen. Ein Psychologe erlebt das Konzentrationslager«
geschrieben hat, sagt: »Wenn Leben überhaupt einen Sinn hat,
dann hat Leiden auch einen Sinn.«

Das Kreuz an sich ist ja ein wunderbares Symbol für die
Verbindung vertikaler göttlicher und horizontaler irdischer
Kräfte. Und keiner hat diesen Übergang vom auferlegten Leiden in die Erlösung, in dieses »Ja zum Leben« oder eben in die
»Auferstehung« einzigartiger dargestellt als Bach in der Mat-
thäus-Passion mit der Arie Marias: »Ach! Nun ist mein Jesus
hin!«, die ziemlich dicht auf das zerfetzende »Sind Blitze, sind
Donner« des schrillen Chores erklingt. Die Worte der Arie sind
voller Trauer, aber die süß schmelzenden Töne der Oboe enthalten schon das Tröstliche, Aufrichtende und die Bereitschaft
zur versöhnlichen Annahme des Schicksals – im Ahnen, dass
da noch etwas Großes, Erlösendes kommen könnte.

Verstohlen schnäuze ich mich. Ich bleibe mit meinem Blick
beim auferstehenden Christus auf der hell erleuchteten Ikonostase hängen. Und schon bald gebe ich mich ganz der Stimmung
hin, die durch Weihrauch-Duft und einen choreografierten Mix
aus Schönheit, Klarheit und Langsamkeit einen großen Strom
von Frieden in mich hineinträgt. Dann beginnen die Frauen zu

singen: in koptischer Sprache und arabischer Melodik mit ihren langgezogenen Modulationen. Ich meine, nie in meinem Leben etwas Himmlischeres gehört zu haben, und ich möchte, dass die Frauen nie mehr aufhören zu singen. Meine eigene Dornenkrone wird immer leichter. Mir ist, als hätte ich eine Stippvisite im Paradies gemacht. Just in einem eher bescheidenen Nebenraum des gigantischen Klinikums erhalte ich ein Geschenk der Kirche: einen Ort, wo man zu sich selbst findet.

Als ich aus dem sakralen Raum hinausrolle, werde ich wieder geschluckt von der »Welt draußen« mit ihrer Geschäftigkeit und den Massen an Menschen. Der Moloch Klinik hat mich wieder. Ich will nur noch hinauf auf meine Station und ohne Abendessen in mein Bett und schlafen. Schlafen oder nur ruhig daliegen, um etwas vom Tröstenden und Stärkenden aus dem koptischen Gottesdienst in den profanen Klinikbetrieb hinüberzuretten.

Als wollte mich jetzt ein fieses Rumpelstilzchen aus meinem Frieden kippen, pflanzt sich meine Nachbarin direkt neben mir auf und startet eine nicht enden wollende Berichterstattung inhaltloser, belangloser Nichtigkeiten. Ich reagiere nicht, halte die Augen geschlossen.

»Sie hören mir ja gar nicht zu. Ich bin offensichtlich nicht interessant genug für Sie! Und, übrigens! Um diese Zeit schläft man doch noch nicht!«

Ich antworte nicht. Zum ersten Mal in meinem Leben meine ich nicht, etwas richtigstellen zu müssen, was mich und das Ansehen meiner Person betrifft.

DER KOMPONIST UND DER SEEFAHRER

In der Nacht muss ich immer wieder an den koptischen Gottesdienst denken, und vor Augen habe ich nicht den so dominant platzierten Gekreuzigten, sondern den auferstehenden Christus auf der Ikonostase. Hat er nicht in seinen Wander- und Prediger-Jahren die Geknechteten, die Gedemütigten, die Lahmen und Ausgegrenzten »aufgerichtet«? Dieses Aufrichten der Geschwächten waren seine eigentlichen Wundertaten. Der auferstandene Christus, so scheint mir, will auf der feinstofflichen Ebene direkt auf uns und vor allem »in uns« wirken. C. G. Jung nennt das Transformationspotenzial, die Kraft der Selbsterneuerung, »Christuskraft«. Andere Kulturen kennen das auch, doch ich suche, verankert in der abendländischen Kultur, mein Heil nicht im Exotischen, sondern bin ganz gut aufgehoben in der christlichen Kultur und Symbolik.

In der frühen Morgendämmerung des nächsten Tags steigt die Erinnerung an Stefan Zweigs Text »Georg Friedrich Händels Auferstehung« aus seinem berühmten Buch »Sternstunden der Menschheit« auf. Vor mehr als fünfzig Jahren habe ich das in der Schule gelesen. Da ich längst eine gute Beziehung zur spannendsten Buchhandlung Wiens pflege, schreibe ich ihrem Besitzer Fred Seitinger, und ein paar Stunden später liegt »Sternstunden der Menschheit« auf meiner Bettdecke.

Ich beginne sofort zu lesen. Was für ein grandioser Text über den Berserker Händel, der, durch einen schweren Schlaganfall halbseitig gelähmt, sich wider alle Prognosen der Ärzte durch einen fast übermenschlichen Kraftakt aus den Fängen der Lähmung befreit und buchstäblich »aufersteht«, um dann innerhalb von nur drei Wochen den »Messias« niederzuschreiben! Händel hat sich nicht geschont, hat sich nicht einen Funken Selbstmitleid erlaubt und hat die Ratschläge der Ärzte noch übertroffen, indem er nicht bloß die verschriebenen drei Stunden in den heißen Salzwassern von Aachen badete, sondern neun Stunden am Tag! Und das viele Wochen lang.

Wunder kann man offensichtlich »möglich machen«. Man kann sie zwar nicht selber vollbringen, aber man kann etwas tun dafür, dass sie sich an einem manifestieren. Der irdische Beitrag seitens der Menschen heißt, wie ich jetzt bei Zweig gelesen habe: Nicht aufgeben! Auch nicht die Zuversicht!

Nach der Lektüre sinniere ich noch ein wenig vor mich hin und muss lächeln: Ist das nicht längst auch mein Weg?

Angefixt von Stefan Zweig, lasse ich mir in den nächsten Tagen sein Buch über Magellan bringen. Wie Zweig diesen Mann, besessen von seiner Idee, die Erde auf dem Seeweg zu umrunden, und das im Jahr 1518(!), porträtiert, das wirkt in mir, als ob mir dauernd ein kecker Geist zuflüstern würde: Nicht aufgeben! Zuversichtlich sein! Instände und nicht Umstände leben! Natürlich kann ich mich nicht mit ihm vergleichen, aber sein vorbildliches Handeln, nichts aufzuschieben und immer wieder neue Entscheidungen zu treffen im Hinblick auf das immer gleichbleibende Ziel, entspricht ganz meiner konkreten Situation.

Ich kann den Zeitpunkt, das Anstehende zu erledigen, nicht aussuchen, ich muss handeln, egal, ob ich Lust habe oder nicht. Und so kommt mir das Unternehmen Magellans – eigentlich eine Passionsgeschichte – vor wie eine Parabel für das grundsätzliche Mensch-Sein. Jeder Mensch ist Gefahren ausgesetzt, sei es von außen oder von innen. Je nach dem, wie man sich entscheidet, kann man erstarken oder aber untergehen.

Und jetzt mag ich mich doch mit ihm vergleichen: Magellan steht als Symbol der Entdeckung neuer Welten. In gewisser Weise bin auch ich dabei, einen neuen Kontinent zu entdecken.

DAS STRICKJÄCKCHEN

Wegen einer befürchteten Blasenentzündung muss ich zwei Stockwerke tiefer zur Urologie-Ambulanz. In Ambulanzen muss man auf der ganzen Welt lange warten. Was mir nichts ausmacht, da ich nun Zeit habe, meine Akten zu studieren, die man mir zwischen die Knie gedrückt hat, um sie dem Urologen zu geben. Ich bin neugierig auf die nichts beschönigende Anamnese, die man in den ersten Tagen erstellt hat.

Doch ich komme nicht dazu, abgelenkt von einer jungen Frau, die ebenfalls hier wartet. Sie sitzt auch im Rollstuhl, und ihrer Körperhaltung entnehme ich, dass sie unter »Spastischer Diplegie«, einer genetisch bedingten Lähmung einiger Körperteile, leidet. Sie versucht mit ihren willkürlich eingezogenen Gliedern ein Strickjäckchen anzuziehen.

Die Farbe des Strickjäckchens fällt mir besonders auf, weil sie in ihrem Blassrosa-Puderzucker-Gemisch in einem krassen Gegensatz steht zum kolossalen Kraftakt, den dieses zerbrechliche Geschöpf mit seinen unkoordinierten, immer wieder abgebrochenen und beeinträchtigten Bewegungsabläufen aufwenden muss, um das zu erreichen, was sie beabsichtigt. Mit Hilfe ihrer Zähne, mit Spreizen der spastischen Finger, mit furiosem Ziehen und ohne aufzugeben, drängt und zwängt sie ihre zappelnden Arme und zuckenden Hände in diese etwas zu enge Wollweste. Dabei entfahren ihrem offenen Mund gurrende und lallende Geräusche in allerlei Tonhöhen.

Nach umständlichem mehrmaligem Zupfen am Rückenteil sitzt nun das Strickjäckchen untadelig an ihrem Oberkörper. Nun muss sie noch vorne Knopf um Knopf in die Knopflöcher bringen, was sie mit unverminderter Konzentration tut. Dann atmet sie erschöpft aus und lehnt sich zurück. Doch sie hat falsch geknöpft! Und man sieht, wie sie ihrem nun zuckenden, wippenden Körper erneut die Konzentration und Entschlossenheit abringt, die Leiste neu zu knöpfen. Ihre Lippen verknautschen sich nun zu einem Knoten. Und ohne einen weiteren Ton von sich zu geben, beginnt sie von Neuem und diesmal von unten, Knopf um Knopf in das für ihn bestimmte Knopfloch zu zwängen. Am Schluss sitzt alles. Die junge Frau schläft ein. Ein Lächeln bleibt auf ihrem Gesicht zurück. – Ich lerne viel.

Das mit der Blasenentzündung stellt sich als Fehlalarm heraus. Das Brennen und Stechen lässt darauf schließen, dass meine Nervenenden zu wachsen beginnen! Man sagt mir: einen Millimeter pro Tag. Ich ahne zu diesem Zeitpunkt noch nicht, obwohl ich natürlich sofort nachrechne, dass dieses Stechen, ausgelöst durch Millionen von Nervenwürmchen, die sich unverdrossen vorwärtsschlängeln und auch meine Beine und besonders meine Füße ergreifen werden, mehrere Jahre andauern würde.

Meine Bilderwelt schafft für diesen neurologischen Vorgang ein passendes Bild, das bereits fünf Wochen vor dem Un-Fall voraussehend in meinem Traum vorkam: Ich bin von der Taille abwärts gefangen in dichtem Dorngestrüpp, das mich mit Millionen kleiner Einstiche verletzt.

Auf dem Weg zurück in mein Zimmer erinnere ich mich daran, dass ich die Gelegenheit nutzen wollte, um meinen

Krankenbericht zu studieren. Ich fische die Blätter aus der Mappe. Eigentlich ist mir alles bekannt. Keine Enthüllungen und keine zusätzliche Hiobsbotschaften.

Aber ich stoße auf etwas, was ich längst vergessen habe. Da steht in den Notizen, eingetragen ganz zu Beginn meines Aufenthaltes von Dr. Linder: »Ziel der Patientin: wieder um den Fuschlsee wandern.« Ich staune, dass der mich durch die Monate begleitende Arzt diese damals aus dem Bauch heraus formulierte Vorgabe ernst genommen hat. Ich lehne mich entspannt zurück. Es ist wunderbar, hier nicht nur als Patient, sondern als Mensch erkannt zu werden. »Erkannt werden« ist das Kostbarste, was einem widerfahren kann.

DER SIEBTE TAG
DER SCHÖPFUNG

Ich lerne, dass sich vieles, was man sich erarbeitet, erst später im Gehirn installiert wird, als ob es einem im Schlaf zufallen würde. Irgendwann lese ich das bei dem Neurobiologen Gerald Hüther nach: Wenn wir an uns handeln, wird später im gleichen Maß in unserem Gehirn »gehandelt«. Sozusagen als Konsequenz oder Antwort auf das Erarbeitete. Das am Tag Geleistete verfestigt sich erst in den Pausen und eben im Schlaf im Gehirn.

Offenbar stellt das Gehirn während des Schlafs keinen Standby-Modus ein, sondern arbeitet mächtig, es sortiert, was wichtig ist und was nicht! Deshalb wollen Neurologen und Physiotherapeuten, dass man Pausen einlegt, keine Besucher bekommt, auch tagsüber, speziell aber am Wochenende – Personalmangel ist da eher ein sekundärer Faktor.

Das erinnert an die Genesis – ein Urwissen? In Moses 2.1-3 steht: »So wurden Himmel und Erde vollendet und ihr ganzes Gefüge. Am siebten Tag vollendete Gott das Werk, das er geschaffen hatte, und er ruhte am siebten Tag, nachdem er sein ganzes Werk vollbracht hatte. Und Gott segnete den siebten Tag und erklärte ihn für heilig; denn an ihm ruhte Gott, nachdem er das ganze Werk der Schöpfung vollendet hatte.«

Für mich hat die Bibel nicht nach ihren Buchstaben und Worten Bedeutung, sondern in ihren symbolischen Bildern.

Die »Entstehung der Welt in sieben Tagen« wörtlich zu nehmen, ist töricht. Und ich will auch nicht auf dem Sonntag als Ruhetag beharren. In anderen Religionen gelten andere Tage als Sonntag.

Mir gefällt das Gebot, dass wir Zäsuren setzen sollen, dass wir immer wieder innehalten sollen im Strudel der Aktivitäten und dass wir uns die »heil«-same Pause im geschäftigen Handeln einbauen sollen.

Ich lese die Genesis als archetypisches Bild und beziehe sie ausschließlich auf mich, meine Seele, meinen Körper und meine jetzige Situation, mit der ich irgendwie und doch ganz konkret fertig werden muss. Da hilft mir insbesondere die Zeile: »Und Gott segnete den siebten Tag und erklärte ihn für heilig.« »Heilig« und »heilen« haben denselben Wortstamm. »Heil« heißt: »ganz, unversehrt, vollständig«, die Verbform »heilen« entsprechend: »ganz werden, genesen, etwas von etwas Schädlichem befreien.«

Ich lese und lese weiter. Bei dem Neurologen und Mathematiker Tobias Hürter finde ich in seinem Buch »Du bist, was du schläfst« eine bestätigende wissenschaftliche Erklärung dafür, was alles in der Ruhe des Schlafs passiert. Als beflissener Patient widmet man jede Minute der Wiederherstellung des Körpers. Doch gerade die Pausen und die Ruhe im Schlaf sind wichtig, um die neuronalen Verdrahtungen im Gehirn zu reorganisieren und dann gültig zu konsolidieren. Der Hirnforscher Wolf Singer betont, dass »massive Veränderungen der Verschaltung naturgemäß eine fortwährende Rekalibrierung und deshalb lange Schlafpausen erfordern; es besteht eine positive Korrelation zwischen der Menge des benötigten Schlafes und der Menge an Neuigkeiten, die verdaut werden müssen.«

So wundersam erfolgt Heilung. Es wird offensichtlich die komplette Hinwendung an die Gegenwart und an das, was diese

Gegenwart von einem verlangt, im Schlaf honoriert. Davon will ich in meinen Klinikalltag profitieren: Tanzen und Schlafen, nichts sonst. Ich bin bis ins Innerste erfüllt und durchflutet von einem eigentümlichen Gefühl des Reichtums. Ich habe keine Sehnsucht nach irgendetwas, nicht mal nach einem guten Glas Wein. Ich brauche keine Ablenkung, der Schlaf wird mir nun zum kostbarsten Gut.

Schon bald spüre ich den Effekt. Ich spüre einen Dialog zwischen Aktivität und Geschehen-Lassen, spüre ein goldenes, feines Band, das mich in ein körperlich-seelisches Gleichgewicht bringt. Zumindest kippe ich nicht mehr so leicht aus dem angesteuerten inneren und äußeren Gleichgewicht. Ich habe genügend Zeit, jedem Vorkommnis, und mag es noch so nebensächlich sein, Bedeutung zu geben, ich beginne aus allem, was mir begegnet, ein Zeichen herauszulesen. Und irgendwann taucht die Gewissheit auf, dass ich von guten Mächten getragen bin.

Nicht erstaunlich, dass ich immer öfter träume – die Träume erinnern kann. Ohne Ausnahme beziehen sie sich auf das »Jetzt«. Mein Unbewusstes ergreift bedingungslos Partei für mich, ist also weit mehr, als sinnloses Synapsengeflimmer. Meine Träume üben mit mir, mit Schwierigkeiten und Herausforderungen, von denen das Leben immer durchzogen ist, schöpferisch umzugehen.

Um so mehr erstaunt es mich, dass ich den Ausgang meines »vorausschauenden Traumes«, den ich fünf Wochen vor meinem »Fall« hatte, dass ich dessen Happy End vollkommen aus dem Bewusstsein ausgeblendet habe! Am Ende des Traums stand ich ohne Rollstuhl oder Krücken aufrecht auf dem Hügel über Wien, genauer auf der Himmelswiese, und in meiner Handtasche waren wieder sämtliche geklauten Utensilien da: der Personalausweis, alles Geld bis auf den letzten Cent und auch meine Visitenkarten.

Warum bloß habe ich ausgerechnet diese letzte Sequenz des Traumes vergessen? Vielleicht ist das eine Erklärung: Damit ich im Klinikalltag meinen ganz handfesten und arbeitsintensiven Beitrag leiste! Würde ich nur selbstherrlich und untätig in den Kissen liegen, in der esoterisch vernebelten Gewissheit, dass ich »eh« wieder gehen und aufrecht stehen werde, würde sich absolut nichts tun, weder oben im Kopf noch unten in den Beinen. Immerhin musste ich im Traum mit einer gewaltigen Kraftanstrengung meinen schlaffen Körper, auf den Ellbogen robbend, durch Eis, Schnee, Erdmassen und Dorngestrüpp den Berg hinaufzerren.

Es bedarf also immer zweier Komponenten, um etwas Neues zu gestalten. Etwas von hüben und etwas von drüben. Es braucht den in totaler Absichtslosigkeit und von irgendwoher kommenden genialen Funken *und* das Handfeste. Der Beatle Paul McCartney hat die Inspiration zu »Lucy in the Sky with Diamonds« im Traum empfangen. Am anderen Morgen haben er und John Lennon den Geistesblitz niedergeschrieben und innerhalb weniger Tage arrangiert, geprobt, aufgenommen und millionenfach in die Welt hinausgeschickt. Crick und Watson haben, so sagt die Uraltlegende, die DNA-Doppelhelix-Struktur nicht allein im Labormodell, sondern zum ersten Mal »gesehen«, als die beiden nach einer Sauftour hin- und herschwankend versuchten, wieder heil nach Hause zu kommen. Jasper Johns' US-Flaggen-Serie ist das Ergebnis einer Traum-Eingebung, die aber ohne des Malers furiosen Einsatz im Atelier nicht zu dieser einzigartigen Vision hätte führen können.

In den Naturwissenschaften gibt es unzählige Beispiele von scheinbar zufälligen Eingebungen aus dem Unbewussten in Form von Traumbotschaften oder von äußeren Reizen, die zu einer bestimmten Formel oder Erkenntnis oder Entdeckung geführt haben. Immer geht es um das »Finden«, um das »Ent-Decken« (Aufdecken), um das »Er-Kennen« von etwas, das offensichtlich schon da, aber noch nicht im Bewusstsein ist. Der Mikrobiologe Louis Pasteur, zeitlebens als trockener Pragmatiker bekannt, formuliert es treffend so: »Im Bereich der Beobachtungen bevorzugt der Zufall den vorbereiteten Geist.«

SCHWELLFUSS

Ich mache Ordnung. In meiner Schublade, auf dem Fenster-brett, im Beistelltischchen und in meinem Kleiderschrank. Der Rollstuhl macht mich wunderbar selbständig. Mit der Krücke meiner Nachbarin hole ich Kleiderbügel von der Stange, wechs-le die Garderobe von Hochsommer auf Frühherbst, verpacke alles, was ich nicht mehr brauche in Plastiksäcke. Als ginge es' um einen Frühlingsputz, kippe ich die Schublade über dem Ab-fallsäckchen, das immer an meinem Bett hängt, aus, entferne die letzte Krume aus den Ecken und leere den Bleistiftspitzer. Dann sortiere ich, putzmunter wie nie zuvor in meinem Leben, die Socken, reorganisiere meine Toiletten-Tasche, zupfe und ziehe den Bettinhalt zurecht.

Solche irdische Beschäftigung nenne ich schon immer in bib-lischer Manier »das Haus bestellen«, weil ich über das profane Ordnen der Dinge automatisch zu jener Ordnung im Geistigen gelange, die ich für meine Arbeit als Schreibende dringend brauche. »Das Haus bestellen« hat eine ganz andere Aura als »Putzen« oder »Aufräumen« und ist ähnlich wie »den Garten bestellen«. Und ich merke, dass ich »meinen Garten bestellen« *kann*! Also werde ich zu Hause keine Pflegehilfe benötigen! Ich knülle die beiden Blätter mit den diesbezüglichen Adressen ge-räuschvoll zu Schneebällen und befördere sie vom Rollstuhl aus mit einem Treffer in den Papierkorb. Das habe ich bei Jamie Oliver abgeguckt, dem übermütigen Koch aus England, der ausgepresste Zitronen aus fünf Meter Entfernung in den Kompostiertopf wirft.

»Gibt es Ärger?«, fragt mich eine Neue im Nachbarbett.

Nein. Es gibt keinen Ärger. Denn an diesem Morgen realisiere ich, dass ich mein Leben in Selbständigkeit weiterführen kann, wenn das Treppenproblem gelöst sein wird. Vermutlich muss ich umziehen. Noch ist es aber nicht so weit. Noch weiß ich nicht, wohin mich mein Weg führen wird, wie lang ich hier bleiben oder überhaupt in irgendeiner Klinik verbringen muss.

Was ich weiß, ist, dass ich mich selber waschen und pflegen und alles in meinem näheren Umfeld erledigen kann. Hundert Mal habe ich es durchgespielt, zuerst im Kopf, dann in der Realität, wie ich, im Rollstuhl sitzend, die Türklinke drücke, die schwere Tür einen Spalt breit öffne, mit einem Rad dazwischen fahre, dann die Tür mit der Hand fasse und mit der ganzen Kraft des Armes so weit öffne, dass ich, ohne am Türrahmen hängen zu bleiben, ins WC hineinrolle, dort eine 180-Grad-Drehung vollziehe, dann die Tür zudrücke und das Schloss verriegele, wie ich dann, immer noch vom Rollstuhl aus, mit dem Desinfektionsmittel meine Hände und die WC-Brille reinige, dann den Rollstuhl ganz dicht an der WC-Schüssel parke und mich, immer abgestützt auf die Arm-lehnen des Rollstuhls, mit mehr oder weniger Schwung oder mit mehr oder weniger Trippelschrittchen auf die Schüssel befördere.

»Mit mehr oder weniger Schwung« ist eine wichtige Komponente in dieser Toilettengang-Dramaturgie. Der Schwung, die gesteigerte Bewegung in den nicht gelähmten Körperregionen, bekommt mir gut, fördert meine Gesundung und nimmt mir das belastende Gefühl der Schwäche.

Ich begleite meine Aktivitäten oft mit herzhaften Tönen, die man eher auf dem Fußballplatz zu hören bekommt, was meine stetig wechselnden Nachbarinnen oft irritiert, mir hingegen eine spitzbübische Freude bereitet.

Meine Alltagstextilien wasche ich immer öfter von Hand im Waschbecken. Jedes Dehnen und Verrenken des Oberkörpers fühlt sich gut an und bringt mir Lebendigkeit zurück. Das Ausspülen, Drücken und Auswringen, auch das Aufhängen von Höschen, Socken, Leibchen über dem Bettgitter, am Bettkran oder über dem Monitor macht mich glücklich, wieder habe ich etwas bewältigt.

Das alles betrifft den Oberkörper. Untenrum ist, abgesehen von Blase und Darm – was schon sehr viel ist –, alles außer Betrieb. Nicht schmerzlich, weil ich ja nichts spüre! Auch habe ich kein Temperatur-Empfinden, was eines Abends eine böse Überraschung zeitigt: Ich sitze in der Dusche und sehe meinen knallroten, leicht geschwollenen Fuß, wovon ich nichts spüre. Ich nehme ihn zwischen die Hände, taste ihn ab, ob eine Verletzung auszumachen ist. Da ist nichts.

Habe ich vergessen, mit der Hand die Temperatur des Wassers zu prüfen? Ich sitze tropfnass und allein auf dem Duschbänklein, schaue diesen seltsam veränderten Fuß an, der zwar noch keine Blasen wirft, aber doch ziemlich gelitten haben muss unter dem zu heißen Wasser. Ich weiß nicht, was ich machen soll.

Klingeln kommt nicht in Frage. Ich hätte eigentlich noch nicht ohne Aufsicht duschen dürfen, schon allein wegen der Rutschgefahr. Und gerade höre ich den tosenden Lärm des SOS-Helikopters direkt vor unseren Fenstern. Pfleger, Ärzte und Nothelfer rennen und rufen hin und her. Sie haben anderes zu tun.

Dort geht es jetzt um Leben und Tod, da ist mein geschwollener Fuß eine Lappalie. Ich muss allein damit fertig werden.

147

Schließlich habe ich eigenmächtig gehandelt. Ich will nicht, dass jemand von der Pflegschaft merkt, dass ich mich um diese Zeit wasche, wo doch sichergestellt ist, dass jeder Patient morgens gewaschen wird.

Also mache ich allein weiter und lasse hektoliterweise kaltes Wasser über den Fuß laufen, ziehe mich wieder an und rolle den Wänden entlang zurück ins Zimmer, suche dort im Dunkeln nach einer kühlenden Creme, die ich tatsächlich finde, und lasse den Rest der Nacht den Fuß über den Bettrand baumeln wie eine rote Christbaumkugel.

Dieser Vorfall wird von niemandem bemerkt, und der Fuß hat sich am nächsten Morgen wieder beruhigt, das Wasser war wohl wirklich zu heiß gewesen. Aber ich nehme die Folgen meiner übermütigen Selbständigkeit als Warnung und füge mich ab da wieder in die Vorgaben von Medizinern und Physiotherapeuten und deren wohl dosiertes, aufeinander abgestimmtes, therapeutisches Programm. Das bedeutet: nichts überspringen, immer eins nach dem anderen erledigen. Niemals gierig sein, auch wenn ich weiß, das das Hin und Her zwischen Begrenzung und Vorwärtswollen Reibungsenergie freisetzt, dass mir das Abwägen zwischen Forderung von außen und Entsprechung von innen Selbstsicherheit verschaffen kann.

Dass es immer nur um Millimeter als Maßeinheit beim Körpertraining und bei der Eroberung des Zivillebens geht, ist noch immer sehr neu für mich. Aber ich füge mich, versuche immer und immer wieder mit angewinkelten Knien gegen Sabines Hände zu drücken, immer wieder in der Vertikalen den Kopf zu drehen, in der Horizontalen das Becken zu heben, den Arm loszulassen, das Gewicht den Füßen, die ich gar nicht spüre, zu überlassen, einen Fuß abzuheben, Balancieren, beide Hände loslassen, mit den Armen große Kreise zeichnen, Vorderfuß nach oben ziehen, Fersen abheben ...

Lange sehe ich keine Fortschritte. Weitermachen. Immer weitermachen. Immer mit derselben hochgradigen Konzentration – wie der Trapezkünstler hoch oben auf dem Seil. Und dann sieht man sie plötzlich, die Millimeter-Veränderung. Ich schwitze – und wir lachen viel.

ORA ET LABORA

Das schöpferische Potenzial, der nie erlahmende Dialog zwischen Bewusstem und Unbewusstem hat große Kunst und große Errungenschaften für die gesamte Menschheit hervorgebracht. Aber es gilt ebenso für das ganz Private, für das seelische und körperliche Heil eines jeden Menschen, wie unbedeutend er sein mag. Dieses Potenzial macht auch uns »gewöhnliche Leute« einzigartig, wertvoll, wichtig. Weil auch wir mit einem größeren, übergeordneten Ganzen in Verbindung stehen.

Das »Religiöse« beschäftigt mich immer stärker. »Religiös sein«, heißt ja nach dem lateinischen »religare«: sich wieder (mit dem Göttlichen) verbinden. Es gibt immer noch erstaunlich viele Rationalisten, die Religiosität oder Spiritualität mit Kirche, religiöser Institution, Konfession oder irgendwelchen Sekten gleichsetzen. Das ist für mich ärgerlich.

Denn diese Verbindung mit dem Größeren in uns ist konfessionell ungebunden. Und in meiner Situation hat es auch nichts mit Erleuchtung zu tun. Mir geht es darum, geheilt zu werden, so weit, wie irgend möglich. Deshalb achte ich auf die von innen kommenden Signale und versuche diese ganz real umzusetzen. Das bedeutet, nach Innen zu horchen und gleichzeitig auf der Alltagsebene zu agieren – ohne an einem bestimmten Ziel ankommen zu wollen.

Es ist ein erbarmungsloser Vorgang, der null Selbstmitleid und keine Opferhaltung duldet. Wenn man das akzeptiert, entsteht ein stetiges Werden. Ich bin ja nicht nur die Summe meiner Gene, meiner Erziehung und meiner Erfahrungen, sondern zusätzlich unter Beschuss des Geschehens um mich herum.

Längst lache ich nicht mehr über das Credo der Benediktiner: »Ora et labora.« Beten und arbeiten. Bei mir ist das nun »beten und arbeiten mit dem Körper« – ein glückselig machendes Zwiegespann. Keine Unruhe und keine Eile. Ich ordne Schlafen in der Nähe von »Beten« ein, weil wir im Schlaf, ob wir es wollen oder nicht, mit unserem Unbewussten kooperieren und nichts begehren. Vielleicht ist deswegen das Abendgebet vor dem Einschlafen so sinnvoll. Durch das Ordnen und Ruhigstellen der Gedanken stellt man die Nervenzellen »auf Empfang« für Signale und Zeichen, die gesendet werden von unserem Unbewussten, das oft wissender und weiser ist als unser waches Bewusstsein.

An dieser Stelle möchte ich einen Witz erzählen, einen der wenigen, die ich mir merken kann. Hier ist er: In einer von Flüssen und Seen durchzogenen Landschaft in Mitteleuropa droht wegen anhaltendem Regen eine Überflutung. Die Menschen müssen evakuiert werden. Das Militär fordert die Bewohner per Megaphon auf, ihre Häuser zu verlassen. Alle begeben sich in die bereitstehenden Rettungswagen. Nur einer bleibt unter der Tür stehen und sagt: »Nicht ihr Menschen, sondern Gott wird mich retten!« Zwei Tage später wälzt sich das angekündigte Hochwasser auch über sein Dorf.

Die Regierung schickt ein Motorboot aus, um den im ersten Stock Ausharrenden abzuholen.

Er lehnt sich weit aus dem Fenster und ruft, die Hände wie ein Megaphon am Mund, den Bootsmännern zu: »Ich habe es doch schon einmal gesagt! Mir hilft Gott!«

Das Wasser steigt und steigt. Der Mann klettert auf das Dach und setzt sich auf den Schornstein. Im Morgengrauen kreist ein Helikopter über ihm, bis ihm ein Seilende um die Ohren baumelt. Ihm wird zugerufen, dass ein Retter zu ihm hinuntersteigen und ihn in das rettende Gefährt holen würde.

Triumphierend brüllt der Mann gegen den Lärm des Helikopters an: »Gott rettet mich!«

Kurz darauf wird er von der Schlammmasse geschluckt. An der Himmelspforte sitzt Petrus und feilt gelangweilt an seinen Fingernägeln.

Empört keift der Mann: »Ich habe immer gebetet und immer an Gott geglaubt, ein Leben lang. Warum hat er mich nicht gerettet!?«

Ohne von seiner Tätigkeit aufzuschauen, antwortet der Türhüter: »Wir haben dir ein Rettungsauto, dann ein Motorboot und zuletzt auch noch einen Helikopter geschickt. Du hast keines unserer Angebote in Anspruch genommen.«

Bei diesem Witz geht es darum, dass von »Göttern gesandte Hilfe« für den in Bedrängnis Geratenen in ganz und gar irdischer Ausgestaltung daherkommen kann.

Der Mann hat diese Hilfe nicht erkannt.

Beten, Meditieren oder das in den Alltag integrierte Dialogisieren mit dem Unbewussten tragen dazu bei, einen unfehlbaren Instinkt dafür zu entwickeln, was in schwierigen Situationen zu tun oder zu lassen ist. Und das unabhängig davon, ob eine Bedrohung von außen oder als ein Reiz von innen in Form von quälenden »Hirngespinsten« kommt.

In dem Buch »Hirnforschung und Meditation« diskutieren der Hirnforscher Wolf Singer und der buddhistische Mönch und Molekularbiologe Matthieu Ricard über die Beziehung zwischen Gehirnfunktionen und Bewusstseinstraining und ob Meditieren zu Veränderungen der Gehirnfunktionen und damit der körperlichen Funktionen führt. Nicht spirituell eingestellte Menschen, die sich ja bekanntermaßen als besonders gescheit vorkommen, liegen also, und dies ist wissenschaftlich bewiesen, falsch! Ricard unterscheidet darin allerdings zwischen Beten und Meditieren. Ich, die ich eher bete, meine, dass die Wirkung, also die strukturellen Veränderungen im Gehirn, ähnlich ist.

Beten und Meditieren hinterlässt also eine »ganz eigene, typische Formation« innerhalb der Nervenverbindungen und bringt Ruhe ins Gehirn. Beides unterbricht den Strom der Alltagsgedanken und schaltet auf Empfangsbereitschaft.

Ricard spricht irgendwo in diesem Dialog mit Singer die schöne Formulierung aus vom »Wohlgeruch des Meditierens«. Deswegen wage ich das, was der buddhistische Mönch sagt, auch auf das Beten anzuwenden, wenn das Beten denn nicht ein ängstliches Flehen ist, von dem ich nicht viel halte. Mir gefällt, dass Meditieren und Beten den Aufmerksamkeitsstrom fördert und einen direkt in die Gegenwart bringt.

Ich kann mit der Realität, wenn ich das Spirituelle mit einbeziehe, selbstverständlicher und klüger umgehen. Ich kann die uns umgebenden Zeichen und Wegweisungen erkennen und sie nutzen, ganz so, als hätte ich ausgefahrene Antennen genau dafür erworben.

Alarmstimmungen oder negative Reize sind zwar nicht auszuschalten und schon gar nicht zu leugnen. Sie sind da, ob man betet oder nicht. Aber es hilft, sie vorbeiziehen zu lassen.

Im Krankenzimmer kann man das besonders gut üben, weil dort kaum Ablenkung ist – wenn man das zulässt. Am fruchtbarsten ist es, wenn man lautloses Beten wie einen Basso Continuo unter das Alltagsgeschehen legt. Das fördert die »Abwesenheit von Angst«, also jene Voraussetzung, derer es bedarf, um Neues zu lernen, Neues im Gehirn zu programmieren und Teil eines evolutionären Vorganges zu sein.

Marc Chagall symbolisiert dieses Bezugnehmen auf das »Höhere Selbst« oft mit einer kleinen Person in der Figurine, besonders deutlich in »Young Girl in Pursuit«, wo sich das »Innere Kind« im Haarschopf des aufbrechenden Mädchens niedergelassen hat und seine Arme schützend und segnend über das Menschenkind hält.

Angeregt durch den Bericht des Profiradsportlers, der auch hier auf H15 war, halte ich Ausschau nach einer zusätzlichen Möglichkeit, um alles, was mir guttut, zu unterstützen. Eine der Physiotherapeutinnen auf unserer Abteilung macht gerade eine Zusatz-Ausbildung für Kraniosakral-Behandlungen. Ich habe mich beim Arzt danach erkundigt.

»Das interessiert mich auch!«, antwortet er.

Ich staune.

Diese »Energie-Arbeit« an mir, von der ich gar nicht genau weiß, wie sie funktioniert, zeitigt keine schnellen Erfolge. Aber ich spüre, dass mein ganzes Wesen und vor allem mein Gehirn auf Empfang für das, »was mich heilen will«, eingestellt wird. Bei den Behandlungen, die wegen permanenter Platznot in einem Hinterzimmer erfolgen, tauchen ganz neue Bilder auf.

Wenn die Therapeutin hinter mir sitzt und meinen Kopf in ihre Hände nimmt, ohne ihn wirklich zu berühren, sehe ich mich an einem stillen Seeufer. Ich liege auf dem Rücken in einem kleinen Boot, das mit einer Schnur lose an einem Bündel Schilf festgebunden ist. Das Boot bewegt sich auf dem Wasserspiegel ruhig schaukelnd hin und her. Absolute Stille, Frieden und ein nie gekanntes Ur-Vertrauen durchfluten mich. Was im Dunkeln des Wassers unter mir verborgen sein könnte, beunruhigt mich nicht, obwohl mir gleichzeitig bewusst ist, dass der Abgrund unter dem Boot bodenlos tief ist.

Ich denke, dass durch die Energie-Arbeit des Kraniosakral-Therapeuten meine eigenen Energien zwischen Hirn und Sakralgelenk – das ist im Becken die Verbindung von Kreuzbein und Darmbein – in Bewegung und zum Fließen gebracht werden. Es beginnt in mir zu fließen und zu schwingen. Der Atem wird immer wohltuender, besonders beim Ausatmen. Bei dieser Therapie werden Antistress-Hormone ausgeschüttet, was wiederum positiven Einfluss auf das körpereigene Regulationssystem hat. Man gerät in einen biologischen Einklang mit sich und allem, was ist.

Auf dem Bildschirm der Hirnforscher müsste das, was durch die Energiearbeit während einer Kraniosakral-Therapie ausgelöst wird, wahrscheinlich sichtbar gemacht werden können. Denn es fühlt sich während und unmittelbar nach der Therapie an, wie wenn Emotionalität *und* Verstand zusammen tanzen und in einem wirken. Angst und Verwirrung, die im Krankenhaus ideale Nistplätze haben, lösen sich in nichts auf und bilden ein wahrscheinlich hübsches Muster im Gehirn.

In seinem Buch »Die geheime Sprache der Bäume« sagt Erwin Thoma, dass jeder Lebensvorgang sich stärker und gesünder vollzieht, »wenn er nicht eintönig (stur), sondern in Schwingung pulsiert«. Warum soll das nicht auch für den menschlichen Organismus gelten? Ich bin überzeugt, dass Patienten, die ihre Software, wegen welcher Schädigung auch immer, im Gehirn neu programmieren müssen, mit diesem Schwingen jene mentale Empfangsbereitschaft herstellen können, um das ganze Potenzial der Hightechmedizin voll ausschöpfen zu können.

WELTTHEATER

Irgendwann steht der nächste Schritt an: das aufrechte Gehen! Nach intensiver Arbeit am Stehpult mit den Schleudergurten, was mich die Vertikale immer wieder und wieder spüren lässt, wechselt Sabine mit mir auf den Barren.

Da man mir gesagt hat, dass das Gehirn immer um Symmetrie bemüht ist, bilde ich mir ein, dass ich mit meiner beidseitigen Paraplegie vorteilhafter dran bin, als ein Patient mit einer halbseitigen Lähmung. Deshalb freue ich mich auf den symmetrischen Barren, der hier auf H15 niedrig ist und ohne Matten darunter.

Der Barren steht im Durchgangskorridor zwischen den Bettenzimmern und dem Liftareal, also ganz öffentlich. Was ich inzwischen als sinnvoll begreife: Es ist gut, die Scham vor fremden Blicken und dem Beobachtet-Werden abzulegen und keine Hemmungen mehr zu haben, obwohl man noch nicht alles kann. Mein angeborener Perfektionsdrang kommt in Bedrängnis. Gut so. Ich stemme mich, heftig schwitzend, irgendwie horizontal am Barren hin und her, weit entfernt von den eleganten Turnern, die man von Wettkämpfen kennt. Das Gefühl ist dennoch erhebend. Hin und her, in immer längeren Sequenzen. Manchmal gelingt es, die eine Hand einen Zentimeter über dem Balken zu halten. Dann atme ich kürzer.

Ich übe täglich. Dieses anstrengende, aber beglückende Tun wird an einem Nachmittag durch ein durchdringendes Schreien und Wehklagen unterbrochen, das immer näher kommt. Vor Schreck kralle ich die linke Hand wie ein Greifvogel wieder um das Holz. Die Menschen auf dem Gang bleiben stehen, jedermann drückt sich an die Wand. Selbst zwei Pfleger, die einen frisch Operierten transportieren, halten inne und schieben das Bett an die Wand, um Platz zu machen.

Ein paar Sekunden später wälzt sich ein ganzer Tross bunt gekleideter Menschen in Richtung Lift. Mittendrin im Rollstuhl »unsere Patientin« von Zimmer Nummer 5, behangen mit Goldgeschmeide, gekleidet in leuchtend farbigem Festtagsornat. Es ist ihre Roma-Sippe, die sie ausführt. Ein Mann in schneeweißen Schuhen schiebt ihren Rollstuhl, flankiert von Männern in Nadelstreifenanzügen mit verwegenen Hüten und lässig platzierten Zahnstochern. Auch die Frauen sind festlich gekleidet, eine mit prachtvollem Kopfschmuck voller kleiner Spiegel. Sie tragen Serviertabletts mit gut duftenden Speisen vor sich her.

Mit theatralischer Gebärde rauft sich »unsere« Patientin die nun geöffneten prachtvollen schwarzen Haare. Dazu stößt sie in unendlichen Wiederholungen ein sich stetig steigerndes Lamento gen Himmel oder gen Hölle aus. Mir scheint sogar, dass sie sich nun ihr schönes Gesicht zerkratzen will.

Sprachlos schaue ich zu. Ist sie doch bei uns im Zimmer die schweigsame Hohepriesterin, die in königlich-stolzer Haltung nicht sitzt, sondern thront und sich teilnahmslos füttern und massieren und mit Infusionen versorgen lässt, ohne auch nur ein Wort zu sprechen. Angesichts ihrer Raserei soeben folgere ich brave Schweizerin aus ihrem dramatischen Auftritt, dass etwas Furchtbares passiert sein muss.

Sabine, die mein Entsetzen bemerkt, kichert und beruhigt mich, dass das alles zum Ritual der Roma gehöre. Wenn das

Lamento und die herzzerreißenden Klagelaute beim wöchentlichen Klinikbesuch der Sippe verboten werden würden *dann* erst wäre wirklich etwas Schlimmes passiert.

Mir gibt dieser Auftritt zu denken, bin ich doch eigentlich allergisch gegenüber Leidenspathos. Ich finde theatralisch aufgesetzte Gebärden abgeschmackt. Aber hier ging etwas ganz und gar Echtes vor sich.

Diese stetig herausgeschrienen Wiederholungen der Frau hatten etwas sehr Bewegendes. Und mir werden beide Wortbedeutungen bewusst: Es *bewegt* und ergreift die Seele, und es bringt auf der äußeren Ebene, die der Genesung, etwas in Bewegung. Diese heftige Äußerung geballter Leidenschaft, dieses in unserer westlichen Kultur gänzlich unbekannte Öffnen der Schleusen, um Schmerz und Elend in einer rituellen Form nach außen zu transportieren, beeindruckt und erschöpft mich zugleich. Ich will ganz schnell zurück in mein Bett.

Auf dem Weg dorthin ein weiteres Schauspiel: Der dürre, zähe Alte von Zimmer Nummer 8, berüchtigt für sein wüstes Benehmen, ist wieder einmal nacktbeinig und nur dürftig in das am Rücken offene Krankenhaushemd gekleidet unterwegs. Er fegt schnaubend durch den Korridor und reißt alles Mögliche um. Oft schon ist er mir im Gemeinschaftsraum aufgefallen, wo er energisch und mit abschätzigen Bewegungen Zeitungen, Tassen oder mit Kuchen belegte Dessertteller anderer Patienten auf den Boden beförderte. Dieses Saubermachen erledigt er systematisch und unauffällig schroff, nicht aus Wut, sondern als müsse er Ordnung schaffen.

Ich stehe nun hier auf dem Gang, kann nicht fliehen, mich nur an meinem Rollator festhalten und habe Angst. Der Alte rüttelt am großen und schweren Servierwagen mit den für das Abendessen bereitgestellten Tellern, schmeißt einige Wärmehaltedeckel auf den Boden und gibt einem von diesen mit dem nackten Fuß einen energischen Kick. Dann steht er plötzlich vor mir.

Ich weiß nicht, ob ich wegschauen soll, wie man mich das gelehrt hat bei Begegnungen mit aggressiven Hunden, oder ob ich ihm furchtlos ins Gesicht schauen soll. Da ich mir zur Zeit keine Feigheiten erlauben kann, blicke ich ihm direkt in seine farblosen Augen. Er klemmt seine ohnehin schmalen Lippen noch mehr zusammen und erkennt, dass ich einfach nur warte und keine Gefahr für ihn bedeute. Und mit einer abschätzigen Geste und einem unverständlichen Gemurmel lässt er mich einfach stehen und rennt wie ein Mittelstürmer Richtung Lift, dabei sein Nachthemd wie Küchenschabenflügel ausbreitend. Ich bin peinlich berührt. Wahrscheinlich wäre mir »eins auf die Rübe« weniger peinlich gewesen.

Neben mir zwitschert die zierliche Reinigungsfrau mit dem Nofretete-Profil, die täglich und ewig gut gelaunt mit den Riesenwischern durch Zimmer und Korridore wedelt, dass dieses halbnackte Abhauen typische Männer-Sache sei. Müde schiebe ich mich in mein Zimmer und hieve mich in mein Bett.

SCHÖNHEIT
UND SPIRALE

Nach vielen anhaltend bedürfnislosen Tagen des Übens und Übens regt sich in mir so etwas wie eine Sehnsucht nach Schönheit. Ich erzähle das einer jungen Mutter, die täglich ihren Vater besucht, der mit einem Schlaganfall auf unserer Station liegt und dem sie die Zeitung vorliest. Da verschwindet sie und kommt mit mehreren Zeitschriften und Katalogen zurück. Ihr Vater sei Kunstsammler und Kunsthändler.

Ein Stapel Schönheit, gedruckt auf Hochglanzpapier, liegt wie ein Zauberberg auf meiner Bettdecke. Was für ein Schatz. Ich schweife über Landschaften, über Wälder, über nackte Frauenkörper, über ziselierte Details auf Vasen und versinke in leuchtenden Pokalen und Gefäßen aus kostbarstem Glas. Meine Innenräume werden größer. Der Klinikalltag ist vergessen. Mit dem Finger fahre ich die Konturen eines tanzenden Pans aus Porzellan nach. Ich blättere vorsichtig weiter, um keine Ecken zu verursachen. Ein Bild reizt mich, das fast durchsichtige Schultertuch einer holländischen Bürgersdame zu lüften.

Ich merke, wie Kunst direkt auf mich einwirkt, in mich eindringt, mich berührt, etwas in mir bewegt und erregt. Und ich merke, dass ich auf der Strecke bleiben würde, wenn ich nur irgendwelche hirnigen Erklärungsmuster aktivierte. Ich muss die Anregungen und Vertiefungen durch wiederholte Beschäftigung mit einem Werk – Kunst oder Literatur oder Musik – in mich aufnehmen, um das Werk immer mehr auszukosten und mich davon nähren zu lassen. Es muss einen Funken geben, der zu mir überspringt.

Und dann kommt es: ein spiralförmiges Trinkgefäß, barock verdreht und kunstvoll verziert mit schwerem Fuß aus Bronze, der eine offen dargebotene Hand nachahmt und scheinbar ohne direkte Berührung eine echte Muschel aus Perlmutt schweben lässt. Eine Spirale in vollendeter Form. Ich spüre das Vorwärtsgehen einer Spirale, ohne still zu stehen. Immer größere Kreise ziehen, nichts aufschieben, sondern stetiges und beharrliches Weitergehen.

Trostreich ist für mich die Spirale, die kreisend weiterzieht und nie entgleist. Ein Abbild der Evolution. Ich, die ich bis dahin immer eher digital funktionierte, habe in der Spirale nun ein Gleichnis für meine bevorstehende Entwicklung.

Sofort taucht in meiner Erinnerung die legendäre Schnecke aus Francesco del Cossas »Verkündigung« auf, denn da kommt die Langsamkeit als Qualität dazu. Während Maria noch in zögerlicher Haltung verharrt, macht sich das gemächlich kriechende Weichtier schon mal auf den Weg, um rechtzeitig zu Christi Geburt in Bethlehem anzukommen. Die Botschaft »aufzubrechen, um dem *Neuen,* das da kommen will, zu huldigen«, wurde von der Schnecke verstanden.

Glücklich, bereichert und voller Zuversicht erkenne ich die Gesetzmäßigkeit der Spirale und dass die Arbeit an mir zwar langsam, aber stetig vorangeht. Ich gebe die Kunstjournale wieder an die junge Frau zurück. Mein Staunen über die vielen magischen Zeichen, die mich in meinem von Funktionalität geprägten Klinikalltag aufsuchen, ist groß und lösen mich behutsam aus dem »Bann«, der mich lähmt, heraus.

Am nächsten Samstagvormittag rolle ich aus meinem Zimmer, um in dem Klinik-Café eine Hefe-Schnecke mit Zimt und

Haselnüssen zu kaufen. Ich parke hinter einer Telefonkabine und schließe die Augen. Dann beiße ich in Zeitlupe Millimeter um Millimeter der spiralförmigen Schnecke aus knusprig gebackenem Teig weg, dabei jedes einzelne Häppchen bis auf die kleinste Krume auskostend. Der letzte Bissen ist der leckerste. Er ist süß und flüssig. Manna und Magma.

AM MORGEN VIERFÜSSIG

Die Strecken, die ich mit dem Rollator bewältige, werden immer länger. Was mit einem gebückten Meter Länge begann, dehnt sich im Lauf eines Monats kontinuierlich aus auf das Bewältigen der gesamten Strecke des quadratisch angelegten Korridors auf meiner Etage. Immer wendiger umschiffe ich abgestelltes Mobiliar und mir entgegenkommende Menschen. Noch bleibt es beim Schieben, nicht nur des Rollators, sondern auch des Körpers.

Aber dann kommt eines Morgens Sabine mit zwei Krücken ins Zimmer. Lange und genau schaue ich sie an. Sie haben auf der Rückseite reflektierende Glasaugen, und sie sollen mich ..., nein, *ich* soll mit ihnen gehen.

Der Gedanke ist mehr als abenteuerlich. Denn ich hänge erst mal in ihnen nicht aufrecht, sondern wie ein Kleinkind: auf allen vieren.

Mein ganzes Gewicht stützt sich auf diese Krücken. Das ist falsch. Ich weiß. Aber dieser Sog nach unten ist beim besten Willen nicht zu überwinden. Kleinmütig mit vorgebeugtem Oberkörper verharrend, blicke ich kaum nach rechts oder links und drücke mich automatisch und verstohlen in eine Korridorecke, als die Arztvisite geschmeidigen Schrittes an mir vorbeidefiliert. Die Spiegelneuronen wirken. Instinktiv richte ich mich auf und lehne mich mit der ganzen Rückseite meines Oberkörpers an eine Wand.

Und sofort ist es mir, als wäre ich in der Vertikalen. Jetzt lacht mich Sabine aus und freundlich an und löst vorsichtig meine Schultern von der stützenden Wand. Wie eine Zirkusartistin bei der Elefanten-Dressur dirigiert sie mich zuerst Millimeter um Millimeter, dann Zentimeter um Zentimeter vorwärts. Ich muss alle Viere – zwei Beine und zwei Krücken – in einen rhythmischen Ablauf bringen: Rechter Fuß und linker Stock, dann linker Fuß und rechter Stock und muss permanent aufpassen, dass ich nicht in den eher plumpen Passgang rutscht, wie er Kamelen eigen ist. Das Bild passte – aber wieder Kopfarbeit. Wieder etwas, was selbstverständlich erscheint, aber nicht ist. Übers Kreuz abwechselnd rechts, links, rechts, links. Es geht. Wiederum staune ich sehr. Anschließend viel schlafen, damit es immer besser klappt.

In einem nächsten Anlauf soll ich mich aus der Sitzposition in die Vertikale begeben und direkt in die Halterungen der Krücken greifen. Aber ich hänge nur wie ein Kartoffelsack mit Schlagseite knapp über dem Bett. Enttäuscht lasse ich mich wieder zurückplumpsen. Bevor ich aufgebe, kommt mir ein Sprichwort in den Sinn: »Kein Misserfolg ist so beängstigend, wie das Gefühl, etwas verpasst zu haben.« Also wiederhole ich den Vorgang noch einige Male.

Nach drei Tagen schaffe ich es vom Bett in die Vertikale mit den Krücken. Doch anschließend stehe ich wie angewurzelt und warte. Was kommt jetzt? Ohne Pause weiterziehen! Ich muss zwei neue Bewegungsmuster miteinander verbinden, indem ich auch im Gehirn die Strecke zwischen Sitzen und Gehen neu verknüpfe. Vom Sitzen in die Vertikale kommen und gleich in die Vorwärtsbewegung gehen, ist bald nur noch ein kognitiver Vorgang. Und er klappt.

JAKOBSLEITER

Die Krücken schenken mir Bewegungsfreiheit. Ich nutze sie, indem ich im Korridor immer größere Kreise ziehe. Fünfmal am Tag zwanzig Runden. Zuerst im Eremiten-Stil – ohne die Menschen um mich herum wahrzunehmen, die mich grüßen. Mit der Zeit gelingt mir ein freundliches, später kollegiales Nicken und Zulächeln.

Die nächste Herausforderung ist die Treppe! Um meine Kräfte zu schonen, chauffiert mich Sabine im Rollstuhl zu einer großen Eisentür, die ins Treppenhaus führt.

Eine andere Welt, trübe Neonbeleuchtung, nicht für die Öffentlichkeit, eher für Notfallsituationen wie Brand, Explosionen und dergleichen. Beton die Treppenstufen, Metall die Handläufe. Es riecht nach kaltem Rauch, und die giftig gelbe Farbe soll allem hier wohl ein ziviles Ambiente verleihen.

Jetzt berühren meine Räder die unterste Stufe. Ich warte und stelle mir vor, dass ich die Treppen in den Gärten von Schloss Sanssouci in Potsdam vor mir habe. Denn diese Treppe hier ist eine ästhetische Beleidigung. Es gibt aber keine andere Treppe.

Als wäre ich hundert Kilo schwer, stemme ich mich halbwegs hoch, dabei eine Hand am Handlauf festkrallend, die andere auf der Armlehne des Rollstuhls abstemmend. Das ist nicht erlaubt. Sabine zeigt mir, wie es geht. Sie stemmt sich in die Krücken und nimmt in anmutigen, rhythmischen Bewegungen, die Krücken diametral asymmetrisch einsetzend, Stufe um Stufe. Bei ihr ist der Bewegungsablauf musikalisch, als ob überhaupt keine Kraft eingesetzt würde.

Darum geht es. Ich soll nicht mein gesamtes Körpergewicht über die Kniemuskulatur, die ja noch gar keine richtige ist, die Stufen hinaufziehen, sondern die Kraft aus dem unteren, stehenden Fuß nach oben abgeben. Das ist ein physikalisches Gesetz, wie es Zirkusakrobaten wunderbar demonstrieren, die Pyramiden bauen und kleine chinesische Prinzessinnen daran hinauftänzeln und droben ihre Kunststückchen machen lassen. Wie immer muss ich das Kunststück zuerst im Kopf vollbringen. Manchmal frage ich mich, ob da überhaupt noch Platz ist. Es ist Platz. Unendlich viel, heißt es. Ich weiß im Moment nur nicht, ob das tröstlich ist oder nicht.

Also nochmal! Linke Hand an das kalte Geländer, rechte Hand an die Krücke und jetzt in die Höhe. Höhe ist gut. Als ob die Rettung aus dem Beton käme, stiere ich nach unten. Schweiß tropft auf meine Schuhe. Ich schaffe es kaum. Das, was wir dutzendfach im Physiotherapieraum geübt haben, nämlich mit einem angewinkelt angehobenen Knie einbeinig dazustehen, kann ich beim besten Willen nicht in die reale Situation übertragen. Jetzt würde ich als Nichtraucherin gern eine Zigarette rauchen. Weil ich keine Zigarette habe, versuche ich es noch einmal. Da steht mein linker Fuß plötzlich auf der oberen Stufe. Der rechte Fuß holt auf. Ich habe die erste Stufe genommen!

Ein Glücksgefühl durchflutet mich. Ich richte mich auf, und in diesem Augenblick weiß ich, dass ich nicht nach einer neuen Wohnung Ausschau halten muss. Ich werde die drei Stockwerke daheim erklimmen können. Wie lange ich dazu benötigen würde, ist unerheblich. Zeit hat, das habe ich hier gelernt, eine ganz neue Dimension.

Und nun dasselbe zurück! Sabine wartet. Ich studiere. Rückwärts zu gehen, scheint mir bei Beton unangebracht. Es geht auch nicht ums Rückwärtsgehen. Was jetzt gefragt ist, heißt: *abwärts* gehen! Stufe um Stufe. Also drehe ich mich um die eigene Achse, wechsle den Handlauf und lasse die Krücke, die nun in der linken Hand ist, vorausgehen.

»Nicht zu viel Gewicht auf die Krücke«, sagt Sabine.

Darauf drücke ich automatisch die Krücken noch stärker in den Boden. Ich, die ich immer proklamiere, dass man sich vor dem »Hinuntersteigen« nicht fürchten soll, ich habe jetzt Schiss, spüre mein überwunden geglaubtes Trauma vom Fallen. Irgendwo klingelt ein Handy, also sind wir nicht allein im Treppenhaus. Auch das noch.

Ich realisiere, dass *bergauf* trotz Schwitzen einfacher ist als *bergab*. Das gilt nicht nur beim Bergsteigen. Es gilt auch für das Gehirn, das das Gedächtnis unseres Körpers aufbewahrt. Offensichtlich handelt es sich um ein Naturgesetz, das sich auf innere und äußere Welten bezieht. »Bergauf« verlangt Muskelkraft. »Bergab« verlangt Vertrauen in die Formel: »Es trägt.«

Noch bin ich nicht unten. Diese eine Stufe muss ich hinuntersteigen, und zwar jetzt. Ich rufe laut: »Hinunter«, und genieße, dass man das in diesem Treppenhaus darf. Es dröhnt ordentlich hoch in die dreiundzwanzig Stockwerke. Das tut wohl. Ich spüre, und das nicht zum ersten Mal, seit ich in der Klinik bin, dass gediegene Zurückhaltung, wie es einer Dame in meinem Alter gebührt, meinem Genesungsprozess weniger förderlich zu sein scheint als spontane, unkontrollierte Lebensäußerungen. Schließlich gilt es, Lebendigkeit zurückzuholen.

Dann gebe ich meinem linken Knie einen Winkel von zwei Grad, ich meine, es sei das Zehnfache. Aber diese zwei Grad genügen, damit ich es wage, den rechten Fuß, der festgewachsen zu sein scheint, nun doch zu lösen und vorsichtig, als wäre der Untergrund aus Porzellan, aufzusetzen und den linken Fuß nachzuziehen. Eine Weltreise, die ich zuvor auf weichen Kissen, auf Schemeln und einmal sogar auf einem wie eine Schaukel aufgehängten Brett mehrfach trainiert habe. Jetzt habe ich den Vorgang im wirklichen Leben ausprobiert.

Täglich werden es mehr Stufen. Zuerst nehme ich ein Stockwerk, dann zwei, dann drei. In einer weiteren Runde lerne ich, Pausen, die durch das Nachziehen des anderen Fußes auf Höhe des Standbeins entstehen, wegzulassen, um in einen organischen Bewegungsablauf zu kommen. Nochmals verinnerliche ich, wie Sabine, die Krücken abwechselnd aufsetzend und gegenständig mit den Füßen dasselbe vollziehend, hinauf- und vor allem hinuntertanzte.

Meine Augen kleben nun nicht mehr an den Betonstufen, sie schauen buchstäblich nach innen, sodass ich mit meinen ungeschmeidigen Beinen tue, als ob sie tanzen. Dieses »als ob« ist wirkungsvoll. Später halte ich die Krücke eher in die Luft, und die Hand liegt leicht auf dem Handlauf. Was für eine Beglückung.

Und lachend erinnere ich mich eines Sinngedichtes von Leopold Friedrich Günther von Goeckingk. Ich zitiere es laut:
»Der Prior ließ von da uns weiter
Zu einem Schranke gehn,
Und zeigt uns drin ein Stückchen von der Leiter,
Die Jakob einst im Traum gesehn.«

DIE FÜSSE IM FEUER

Das Treppensteigen und Gehen, fünfmal zwanzig Runden pro Tag, unterbreche ich mit Schlafphasen. Noch empfange ich keine Besuche. Dösen befriedet meinen Körper und meine Seele. Bis jetzt. Denn neuerdings regt sich etwas untenrum. Seit dem Ausdehnen meiner Gehstrecken und Treppenerklimmungen kribbeln meine Beine im Ruhezustand, insbesondere wenn ich auf meiner von mir bevorzugten Rückenlage entspannen will, als säße ich in einem Ameisenhaufen oder in Brennnesseln.

Das Stechen und Kribbeln sei ein gutes Omen, sagt man mir. Das bedeute, dass die Nervenzellen wachsen. Je mehr Ameisen an mir herumkrabbeln, desto mehr Nervenenden sind demzufolge aktiv. Es stört mich nicht beim Gehen oder wenn ich irgendetwas tue. Aber sobald ich flach und entspannt daliege, ist es wie »Füße im Feuer«.

In diesem Gedicht von C. F. Meyer geht es um die Tapferkeit eines Weibes, das auch unter grausamster Folter, eben »der Füße im Feuer«, den Aufenthaltsort ihres Gatten nicht preisgibt und dann ermordet wird. Das relativiert mein Brennen und Stechen. Es lenkt mich ab und versetzt mich in eine andere Welt, wenn ich versuche, die Fetzen des Gedichtes aus der Erinnerung heraufzuholen.

Schwieriger zu ertragen sind die Muskelspasmen. Manchmal schnellen meine Knie aus dem Nichts bis zur Nase. Aber so, wie das Rasen der Elemente auf hoher See irgendeinmal ein Ende nimmt, beruhigt sich bei mir im Lauf der Nacht das Durcheinander von Brennen in den Weichteilen und muskulären Zuckungen.

Und am Morgen erwache ich beinahe befreit von den seltsamen Erscheinungen auf. Das Einschlafen dehnt sich zwar auf drei Stunden aus. Damit kann man leben. Da es sich nicht um eine muskuläre Verspannung, sondern um einen Knopf in »irgendeiner Leitung im Gehirn« handelt, wäre die Verabreichung von Muskelrelaxans nicht wirkungsvoll. Kommt dazu, dass eine höher geschraubte Medikamentation unweigerlich die gemeinsam und vorsichtig aufgebaute Wiederherstellung meiner Körperfunktionen zunichtemachen würde.

Einen Monat könnten diese Störungen schon noch weitergehen, sagt man mir. Darauf will ich mich einstellen. Als es mir einmal doch zu viel wird, sagt mir ein Arzt in vorsichtigem Ton: »Es gibt Patienten, die in dieser Situation beten.«

Wir unterhalten uns daraufhin über eine amerikanische Studie, die wir beide kennen. Man hat am Herzen operierte Patienten in einer Spezialklinik in New York über eine längere Zeit beobachtet: Die Patienten, die selber beteten oder »be-betet« wurden, wiesen postoperative Genesungszeiten auf, die auffallend komplikationsfreier und weitaus kürzer waren als bei Patienten, die sich als erklärte Atheisten ausgaben.

Bei mir sind die Umstände harmloser, es geht nicht um Leben und Tod, lediglich um das Aushalten unangenehmer Begleiterscheinungen, die Gott sei Dank Zeichen voranschreitender Genesung sind.

Die Anti-Zappel-Gebete wirken. Ich kann die Unruhe nicht beeinflussen, aber ich kann sie jetzt besser aushalten, manchmal sogar darüber lachen.

Und in diesem Zusammenhang fällt mir ein ganz anderes Phänomen wieder ein: Ich war seit meiner Pubertät von einem sogenannten »Tick« begleitet. Im kompletten Entspannungszustand wurde ich von einem Zucken im Oberkörper heimgesucht, ganz kurz nur, nur wie ein pseudo-epileptischer Pinselstrich. Jedenfalls fühlte ich mich dadurch nicht eingeschränkt. Und es stand auch keine medizinische Abklärung zur Debatte, weil es sich eben eher um einen Tick, denn um eine tiefgreifende Beschädigung der Nervenzellen im Gehirn handelte. Die Irritation lag eher bei den anderen, bei meinem Gegenüber oder beim Nachbarn im Kino oder Konzertsaal.

Angesichts der aktuellen Spasmen realisiere ich, dass dieser Tick vollkommen verschwunden ist! Und noch etwas ist jetzt anders als früher!

Seit meinem fünften Lebensjahr litt ich unter Gelenkrheuma. Das war oft schmerzhaft. Mit der Zeit lernte ich immerhin, gewisse Vorkehrungen zu treffen, um diese Schmerzschübe in Schach zu halten. Das gelang mit viel Bewegung und viel Wärme. Seit meinem Unfall habe ich nie mehr Rheumaschmerzen verspürt. Also ist die Erinnerung an den Rheuma-Schmerz komplett ausgelöscht worden! Es gibt ein neues Ordnungsprinzip in meinem Kopf. Ganz so, wie im archaischen Weltmodell: Ende und Anfang.

Meine spastischen Zuckungen haben mir übrigens eine wunderbare Begegnung beschert. Ich komme auf den Korridoren von H15 ins Gespräch mit dem siebzehnjährigen Milos. Er ist der andere »Zappler« auf unserer Abteilung.

Ich schaue ihm gerne beim klugen und wendigen Steuern seines Rollstuhls zu und lerne viel von ihm. Er lacht oft und so laut wie ich. Er spricht als Serbe zwar nicht ganz rutschsicher Deutsch, aber formuliert sehr detailliert und anschaulich. Und er plaudert so selbstverständlich über seine Behinderung, die er seit seiner Geburt mit sich herumträgt, wie andere Leute über das Wetter.

Ich erfahre, dass seine frühere Behandlung nur auf die muskulären Fähigkeiten abzielte. Seit er hier neurologisch verarztet wird, gehe es ihm viel besser, und vor allem sei alles viel interessanter. Quietschend vor Freude zeigt er mir die langen Operations-Narben, die sich wie Cherokee-Tätowierungen über seinen Kopf schlingen und bestens zu seinen schwarzen T-Shirts mit den verwegenen Aufdrucken passen. Kein Wort der Klage kommt über seine Lippen.

Als wir feststellen, dass wir beide vom selben Dr. Novak operiert wurden, haut er vor Begeisterung zuerst auf seine eigenen dünnen und dann noch heftiger auf meine Oberschenkel. In diesem Augenblick spüre ich etwas. Linksseitig. Ich habe den Klaps irgendwie körperlich registriert, nicht nur gesehen! Verblüfft schaue ich Milos an.

»Wir sind zufrieden«, sagt er und schleudert seinen Kopf bejahend von vorne nach hinten und wieder zurück, bis ich aufschreie. »Nix passiert«, sagt er.

Ab da sind wir Freunde.

Und irgendwann reden wir über mein Lieblingsthema, über Kochen und Kochrezepte. »Sarma« heißt seine Lieblingsspeise, ein serbisches Nationalgericht. Es sind mit Fleisch und Reis gefüllte Krautrouladen. Mit rollenden Augen und gestisch illustriert durch tanzende, dünne Kinderhände an immer wieder kippenden Handgelenken erklärt er mir, wie man es zubereitet.

Nach Hause darf er immer dann, wenn seine Familie einen bestimmten Anlass aus dem serbisch-orthodoxen Kalender feiert. Und beim letzten Mal wurde die Hochzeit seines Bruders gefeiert. Und da klappt er seinen schmalen Oberkörper ganz zusammen, kippt den Kopf nach hinten, lässt die Augen weit offen, als blicke er in die Unendlichkeit. Er vergisst mich. Ich gehe weiter meine Runden drehen. Nach zehn Minuten holt er mich ein, dreht einen Kreis im engst möglichen Radius, stoppt unmittelbar vor meinem Rollstuhl und flüstert mir grinsend ins Ohr: »Aufgewärmt ist es noch besser.«

ÜSÜMÜLÜNTÜLÜMÜS

Die Wochen fliegen davon. Meine Gangart macht Fortschritte. Dr. Novak lädt mich zur Schlusskontrolle. Wenn die gut verläuft, kann ich zur Weiterbehandlung in die Rehabilitationsklinik wechseln.

Die Strecke in die Ambulanz der Neurologie ist so lang, dass ich nicht allein dorthin fahren muss. Ich werde von einem kräftigen Helfer geschoben, vorbei am Tor zum OP-Trakt, vorbei an einigen Stationen, die ich in meinen allerersten Stunden in diesem Haus kennengelernt habe. Ein seltsames Gefühl bemächtigt sich meiner.

Anstelle der Empfindung »endlich kann ich da raus«, was natürlich wäre, empfinde ich eine leise Wehmut. Da und dort drehe ich mich um und schaue noch ein letztes Mal auf das, was da war.

»Hier sind wir«, sagt der Begleiter und parkt meinen Rollstuhl direkt unter der Aufschrift: Ambulanz Neurologie.

Er beugt sich zu mir und sagt etwas. Ich verstehe ihn nicht wegen des ohrenbetäubenden Lärms, den ich vorher, versunken in die Vergangenheit, gar nicht gehört habe. Ich packe den Davoneilenden am Ärmel.

Er wiederholt: »Wahrscheinlich dauert es lange, lassen Sie mich rufen, wenn Sie zurück auf ihre Abteilung können.«

Weg ist er. Und ich bin mitten drin in diesem lärmenden und dicht gedrängten Gewusel von Menschen, die in dieser riesigen Wartehalle darauf warten, dass sie aufgerufen werden.

Ein paar alte, in sich zusammengesunkene Leute sitzen geduldig und wahrscheinlich schon seit Stunden in ihren Rollstühlen. Ihre Hörapparate liegen friedlich auf ihrem Schoß. In den einundzwanzig langen Sitzreihen – ich habe Zeit, sie genau zu zählen – drängen sich Mütter, viele davon Ausländerinnen, und eine nicht genau feststellbare Anzahl von Kindern, die schreien, keifen, johlen, zappeln, an Getränkeautomaten trommeln oder auf dem Boden, über Bänke und Tische rollen, krallen und kriechen.

Einige davon sitzen ebenfalls in Rollstühlen, andere schlagen auf ihre Mütter ein, weil sie sich nicht anders artikulieren können, andere haben Angst vor der Untersuchung und weinen. Die auffallend hübschen jungen Mütter sind geduldig, sprechen liebevoll auf die gequälten Geschöpfe ein, die vermutlich alle hirnpathologisch geschädigt sind. Einige versuchen die Kinder zu besänftigen und packen Biskuits, Fläschchen, Autoschlüssel aus der Handtasche, wenn diese nicht schon vorher mit den von immerwährender Unruhe getriebenen Kinderhändchen ausgeräumt wurde.

Ich schlucke leer angesichts dieses Elends. Ich stöhne über die Beharrungskräfte der Verhältnisse. Und es fällt mir nichts Besseres ein, als zu beten. Da kommt schon wieder mein eigener besserwisserischer kleiner Teufel zum Vorschein, und ich muss mich zur Ordnung rufen, mich nicht in anderer Leute kulturbedingte Chromosomal-Defekte durch innerfamiliäre Verheiratung einzumischen.

»Aber werden denn diese Leute nicht von unseren Lehrern, Sozialarbeitern, Ärzten und Integrationsspezialisten aufgeklärt!?«, frage ich verzweifelt eine Assistentin, die mich nach vier Stunden Wartezeit zur Untersuchung hereinruft.

175

»Doch, alle werden über die fatalen Folgen ihrer Heirats-
praktiken informiert. Wir haben junge Paare, die haben mehr
als zwei behinderte Kinder.«

Lächelnd empfängt mich Dr. Nowak. Er zeigt keine Anzeichen
von Ermüdung, obwohl er seit acht Uhr morgens, das war vor
sechs Stunden, auf der Ambulanz seine Patienten empfängt.
Und das, obwohl er wahrscheinlich auch in der Nacht seine
frisch operierten Patienten besucht hat. Oft habe ich ihn beobachten können auf meinen nächtlichen kleinen Ausflügen durch
die Korridore von H15.

Demonstrativ deponiere ich nun meine Krücken in der Ecke
und balanciere freihändig auf ihn zu, nicht ohne vorher blitzschnell und lautlos in mich hineinzusagen: »Ich bin zwischen
Himmel und Erde verankert.« Er freut sich. Ich schnappe nach
Luft, weil ich vor Aufregung den Atem angehalten habe.

Wir wechseln ein paar private Worte. Ich weiß nicht, wie
ich ihm danken soll. Ich schaue ihn einfach an, während ich,
von welchen Kräften auch immer, aufgerichtet vor ihm stehe.
Dann verneigt sich etwas tief in mir tief vor ihm.

Da ich noch auf den Schlussbericht warten muss, setze ich
mich draußen im Warteraum neben eine junge Frau. Während
unseres Gespräches streichelt ihre Hand automatisch, aber
sanft über das vernarbte und in Bandagen eingebundene Köpfchen ihres Kindes, von dem ich nicht weiß, ob es ein Bub oder
ein Mädchen ist. Ich erzähle ihr, dass ich oft und gerne in die
Türkei reise, nicht nur wegen Land und Leute, allein schon
wegen der leckeren Küche. Wir schieben gegenseitig und rasch
hintereinander kulinarische Begriffe hin und her. Ich nenne
auch »Düğün çorbasi«, von dem ich weiß, dass es übersetzt
Hochzeitssuppe heißt. Sie lacht. Ob ich auch sonst etwas Tür-
kisch spreche, fragt sie.

»Oh ja! Ich kenne einen Satz mit sieben Ü!«

Sie lacht nochmals. Und ohne gefragt zu werden, lasse ich den »Sieben-Ü-Satz« entweichen, den ich, lange ist es her, erschöpft vom Hinauf- und Hinunterklettern in den steilen Sitzreihen des Theaters von Ephesos von meinem Guide gehört und anschließend auswendiggelernt habe.

»Üsümülüntülümüs.«

Sofort bereue ich es, lautet doch die Übersetzung ins Deutsche: »Sind Sie traurig?« Das Kind keucht und ringt nach Luft, nachdem sich ein Mulltüchlein irgendwie in den Rachen verirrt hat. Die Mutter fischt das Zeug hastig heraus, dabei Reste von unzerkauten Speisen nachziehend. Der oder die Kleine greift ihr blitzartig mit beiden Händen in die Augen. Sie versucht die verkrallten Finger zu packen.

In meiner Verlegenheit sage ich still in mich hinein, obwohl ich es brüllen möchte, ein Bruchstück aus einem Gesang, den weibliche Schamanen im äußersten Osten Sibiriens während der Wehen einer Gebärenden an die Muttergottheit richten. Ich habe mir diese drei Zeilen eingeprägt und sie gesprochen, wenn ich mir, oft unbegründet, Sorgen um meine Kinder machte. Diese Verse haben mich immer beruhigt, wahrscheinlich weniger schädlich für meine Kinder, als eine gereizte Ängstlichkeit. Jetzt, von Rollstuhl zu Rollstuhl dem kleinen Geschöpfe gegenüber, geraten mir die Worte zur harschen Anklage:

»Göttin der Niederkunft, Herrin, Erhabene!
Wehre dem Unglück, zerstreue den Zauber!
Komme zum Heile dem schuldlosen Kinde!«

Der Abschlussbericht liegt inzwischen in einem sauberen Umschlag auf meinen Knien. Sofort und zum letzten Mal werde ich in das Bettenhaus zurückgeschoben. Ich weiß, dass in diesem Bericht geschrieben steht, dass ich die Klinik verlassen und in die Rehaklinik »Rosenhügel« wechseln kann.

Unverzüglich beginne ich mit der Übersiedelungslogistik und mit dem Abschiednehmen von Mitpatienten und der mir ans Herz gewachsenen Belegschaft. Die Gefühle, die mich in diesen zwei Tagen begleiten, sind gemischt, insbesondere dann, wenn die Alarmglocke durch die Korridore schrillt. Ich werde sie vermissen. Es gibt sie nur auf H15, nirgendwo sonst.

Milos händigt mir eine kleine Geschenktüte aus, mit der Bitte, diese erst auf dem Rosenhügel zu öffnen. In der letzten Nacht legt mir jemand etwas Kitzeliges auf die Bettdecke. Es sind drei Olivenzweige, an denen kleine, noch unreife Früchte hängen. Ein Briefchen von meiner Freundin Cor liegt auch dabei. Ich lasse beides die ganze Nacht auf meiner Bettdecke liegen, als Kräfte spendende Begleiter für den Übergang in eine andere Welt.

ROSENHÜGEL

Die Sanitäter packen beidseitig meinen Rollstuhl und heben mich in den Transportwagen, als wäre ich eine römische Kaiserin in der Sänfte. Das Gepäck türmt sich rundum. Die Fahrt quer durch Wien kommt mir vor wie eine Wochenschau aus uralten Kinotagen. Der Zivildienstleistende neben mir hantiert mit seinem iPod. An seiner glücklichen Miene kann ich ablesen, dass er etwas Besonderes sucht. Es ist seine eigene Musik, mit Freunden eben im Studio aufgenommen. Er steckt mir einen Kopfhörer ins Ohr, der andere bleibt bei ihm. Akkordeon, von ihm, dem Steirer »Ziech« genannt, dazu ein wendiger Bläserblock, dahinfegender Sound von einer Balkan-Böhmen-New-York-Connection. Wunderbar. Die Zeit ist leider kurz. Nach einer Stunde sind wir am Ziel.

Vor mir liegt ein modernes Gebäude, das mich an eine futuristisch-galaktische Weltraumfähren-Landestation erinnert. Es ist das Neurologische Rehabilitationszentrum »Rosenhügel«, kurz NRZ genannt. Der Name Rosenhügel scheint mir unangebracht. Die Legende erzählt, dass hier Sultan Süleyman I. während der zweijährigen Belagerung Wiens die Zelte für seinen Harem hat aufstellen und zur Erbauung besagter Damenschaft einen riesigen Rosengarten anpflanzen lassen.

Den Rollstuhl lasse ich im Transportwagen, er ist Eigentum

des Wiener Klinikums. Ich trete vierfüßig – zwei Füße und zwei Krücken – durch breite Glaswände, die sich automatisch vor mir öffnen und hinter mir schließen. Chic gekleidete Empfangsdamen nehmen meine Personalien auf und drücken mir den Therapieplan für den ersten Tag in die Hände. Verzweifelt versuche ich mit Krücken, Ausweispapieren und Handtasche zurechtzukommen. Mehrmals fallen mir die verschiedenen Gegenstände auf den Boden. Mühsam lese ich sie wieder vom Boden auf, dabei bewusst alle herbeieilenden Helfer abweisend. Training. Doch eigentlich möchte ich mich nur selber fallen lassen. Riesige rote Ledersofas stehen in der Lounge. Soll ich? Da beobachte ich, wie ein paar gekrümmte Gestalten versuchen, sich auf eben diesen Sofas irgendwie zu platzieren oder irgendwie aus ihnen herauszukommen. Alles große Unternehmungen.

Ansonsten wähne ich mich in einem Fünfsternehotel und nicht in einem Neurologischen Rehabilitationszentrum. Ich werde auf mein Zimmer geführt. Ein großer heller Raum empfängt mich. Ich trete auf den Balkon hinaus. Vor mir liegt die Stadt Wien, linksseitig ein Park, eigentlich eher ein Wald mit alten, hohen Bäumen. Rechtsseitig erstrecken sich sanfte Hügel, deren Horizont vom nördlichen Donaulauf bis hinüber zum Gebirge rund um die Raxalpe reicht, woher das gute Wiener Wasser stammt. Da jauchzen die zwei schönsten Zeilen aus Gottfried Kellers Gedichten aus mir heraus: »Trinkt o Augen, was die Wimper hält, von dem goldnen Überfluss der Welt!«

Gemütlich mich niederlassend auf der nur für mich bestimmten WC-Schüssel im nur von mir benutzten Badezimmer studiere ich ohne Eile meinen »Fahrplan«. Fünf Termine sind für diesen ersten Tag eingeschrieben, der erste in zwanzig Minuten.

Ein strahlender, hochgewachsener Pharao kommt auf mich zu. Das lässt mich ein paar Millimeter nach unten und in die Breite schrumpfen und etwas nach vorne kippen. Oberarzt Dr.

Baghaei eröffnet mir, dass er mich während meiner Rosenhügel-Zeit begleiten wird. Er klärt den Stand meiner Körperfunktionalitäten ab, dabei lebhaft plaudernd, als würden wir uns schon lange kennen. Ich muss allerlei Kunststücke zeigen. Die Grenze meiner Möglichkeiten ist rasch erreicht. Ich soll auf den Zehenspitzen ein paar Schritte vorwärtsgehen.

Es »geht« aber nicht. Wie angewachsen und dumm bleiben meine Füße am Boden kleben. Meine Finger verkrallen sich in seine zur Sicherheit mir entgegengestreckte Hand. Und da merke ich zum ersten Mal ganz konkret, dass das nicht ein Problem der Muskulatur, sondern eine Lücke in meinem Gehirn sein muss. Ich kann es mir absolut nicht vorstellen, auf den Zehen zu stehen. Ich habe die Erinnerung daran offensichtlich verloren.

Enttäuscht verabschiede ich den Arzt und tapse Richtung Lift, um in die Physiotherapie-Abteilung hinunterzufahren. Dr. Baghaei holt mich ein, löst die Krücken sanft aus meinen Händen, führt mich am kleinen Finger, lässt dann auch diesen los und sagt:

»Ab jetzt gehen Sie inhouse ohne Krücken.«

»Wie bitttttte?! Hier in der Öffentlichkeit?!«, frage ich.

»Dann nehmen Sie in den nächsten Tagen die Krücken als Zierde mit, ohne abzustützen. Sie können das.«

Am Mittag bin ich zweifüßig! Ich klemme die Krücken unter die Arme, Spitzen nach vorn, und pflüge mich so durchs Haus, sodass mir keiner der Entgegenkommenden zu nahekommt. Denn jeder Entgegenkommende bedeutet »Gefahr«! Mit dem Gummistöpsel der einen Krücke drücke ich den Liftknopf. Ich schaue mich um, ob mir jemand bei dieser lächerlichen Handlung zuschaut. Kein Mensch interessiert sich für mich. Alle sind mit ihrem Vorwärtskommen zu Fuß, per Rollator oder im Rollstuhl beschäftigt.

Im Lift steht ein junger Mann im lässigen, schrill gelben, hautengen Trainingsdress. Am einen Handgelenk entdecke ich eine dicke Uhr. Sieht nach Extrem-Sport aus, jedenfalls nach einem Gerät, bei dem sämtliche biochemischen und physiologischen Vorgänge bis ins Gehirn registriert werden können. Nix Datenschutz, denke ich. Die Muskeln an den Oberarmen lassen auf einen Gewichtheber schließen. Ich frage ihn danach.

»Falsch«, sagt der vor Dynamik Strotzende. »Handballer, Sportunfall, aber was willst …«

Dann, während ich den Übergang vom Lift auf festen Boden zögerlich nehme wie ein riesiges Hindernis, schiebt er nach, dass es da unten zwar wie im Fegefeuer, aber »Klasse« sei.

Angekommen im Untergeschoss, glaube ich mich tatsächlich in einer riesigen Folterkammer. Rufe mich aber rasch zurück, denn Folterkammern gibt es noch heute auf der ganzen Welt und fügen den Opfern fürchterliche Qualen zu. Dieses Maschinenarsenal hier ist dennoch beeindruckend. Da stehen Geräte mit breiten Riemen, Schrauben, Gewichte, aber auch Tretmühlen, Laufgitter und Laufbänder, die einen das Grausen lehren. Fitness-Center-Mobiliar ist vergleichsweise niedlich.

Hier »unten« herrscht Großbetrieb. Unter die kriechenden, schlurfenden, wackelnden und zitternden Gestalten mischen sich scharenweise junge Menschen. Sie gehören zum Therapeuten-Team. Sie bewegen sich mit federnder Eleganz und elastischen Schritten und scheinen trotz der intensiven Bodenhaftung schwerelos durch die Korridore zu gleiten, ja fast zu fliegen. Sofort spüre ich die Wirkung, die diese wie von Phidias gemeißelten Körper auf mich ausüben, wenn ich ihren geschmeidigen Bewegungen mit den Augen folge.

Diese, von Fachleuten sogenannte »kinästhetische Empathie«, also das emotionale Beobachten von Bewegungsabläufen anderer, könnte doch, so fantasiere ich jetzt, neue Muster der Nervenvernetzungen in meinem Hirn verursachen. Ich stelle schnell fest, dass selbst dann, wenn die Physiotherapeuten einen Patienten am Arm halten, schieben, ziehen oder in Zeitlupe vorsichtig in irgendeine angestrebte Richtung führen oder auf dem Laufband trainieren, ihre Bewegungschoreografie musikalisch und wohlgefällig und ausgesprochen ästhetisch ist, ganz so, als würden sie von unsichtbaren Fäden immer im Lot gehalten. Ich labe mich an dieser Ausgewogenheit. Und automatisch versuche ich es nachzuahmen. Natürlich ist das ein ziemlicher Blödsinn.

Die Physiotherapeuten (in blauen Shirts) und Sporttherapeuten (in roten Shirts) und Sportwissenschaftler (in grünen Shirts) könnten alle ausnahmslos meine Enkel sein. Dennoch meine ich, dass, von schönen Menschen mit schönen Bewegungen und schöner Körperhaltung umgeben zu sein, von großer therapeutischer Wirkung auf mein eigenes Körper-Engineering ist. Es schult mein inneres Auge und die Spiegelneuronen bringen mich in Berührung mit dem, was möglich ist.

Meine Physiotherapeutin ist Frau Halbedel, die mich bereits erwartet. Wir mögen einander sofort. Sie erklärt, dass ich von vier bis fünf verschiedenen Fachleuten in den verschiedenen Disziplinen betreut werde. Später wird sich zeigen, dass genau diese aufgefächerte Betreuung, also der Blick verschiedenster Leute aus verschiedenen Blickwinkeln auf den immer gleichen Punkt, auf mich, und das immer gleiche Ziel, mich in die Vertikale zu bringen, eine große Chance ist. Jeder sieht etwas anderes. Gebündelt entwickelt das eine Energie, die kraftvoll und nachhaltig ist.

Eine Lektion dauert fünfundzwanzig Minuten. Frau Halbedel übernimmt die Organisation. Das Trainings-Programm wird täglich neu zusammengestellt je nach den Ergebnissen des Vortages. Die Disziplinen heißen: Funktionstraining, Gangschule, Biodex-Training, Koordination, Krafttraining, um nicht bloß dem Muskelschwund entgegenzuwirken, sondern vor allem die Skelettmuskulatur neu aufzubauen. Schon schwitze ich. Es gibt außerdem Aquatraining, Ausdauertraining, Beckenbodentraining.

Am ersten Tag wird der Stand der Dinge ermittelt. Das heißt: Tests, elektronisch verkabelt auf ebener Erde, im Sitzen, im Stehen auf wackeligen Böden, in simuliert wackeligen Wänden, mit geschlossenen Augen. Außerdem Messungen an Maschinen, in die ich hineingeschnallt werde, während auf dem Display Zahlen und Linien tanzen und ich mir für ein paar Momente sehr wichtig vorkomme. Der Befund: Alles ganz schlaff und kraftlos in der unteren Körperhälfte. Computer sind gnadenlos, sie halten Dinge fest, die man mit dem bloßen Auge nicht sieht und schon gar nicht spürt. Nach diesem Programm darf ich Eintauchen ins warme Wasser. Der Pool ist verglast von der Decke bis zum Boden und lässt den Blick frei auf den Park mit den uralten Bäumen. Alles ist jetzt gut.

Am Abend werde ich zu einem Tisch geführt und meinen Tischnachbarn vorgestellt. Rechts von mir sitzt ein Chemiker und links von mir sitzt ebenfalls ein Chemiker. Auch die anderen Patienten, darunter viele Männer, sind mehrheitlich Akademiker. Die meisten von ihnen sind hier wegen Parkinson, MS, Gehirntumor, Kopfverletzung oder Schlaganfall. Namen werden ausgetauscht, die Koordinaten abgesteckt. Passt. Einer wohnt sogar in derselben Straße wie ich, ohne dass wir uns kennen. Er entschuldigt sich nach dem ersten Gang – Schostakowitsch-Zyklus im Wiener Konzerthaus an vier Abenden. Klammheimlich schleicht sich der Ausreißer aus der Klinik und spät nachts wieder rein. Wie ich ihn beneide und für seine Keckheit bewundere!

Nach dem Abendessen krieche ich erschöpft ins Bett, das Therapie-Programm für den folgenden Tag gleitet auf den Boden. Ich kann nicht einschlafen. Es ist mir, als säße ich nicht bloß in einem Ameisenhaufen, sondern in einem Nest von Termiten. Außerdem überfallen mich fast pausenlos die spastischen Zuckungen, die meine Füße und Knie in die Höhe schnellen lassen. Jedenfalls kommt es mir vor, als wäre da eine wilde, kakophonische Orchestrierung der verschiedenen Nervenzentren am Werk. Vermutlich ist das eine Reaktion auf die Aktivitäten des Tages. Und es ist eine Bestätigung dessen, was Oliver Sacks in seinen Büchern so lustig und wunderlich beschreibt, nämlich, wie bizarr, lachhaft und geradezu frech Störungen im Gehirn sich gebärden können.

Nach einer Stunde stehe ich auf, um mich abzulenken. Ich räume die letzte noch nicht ausgeräumte Tasche aus. In weichen Socken eingepackt, finde ich das Abschiedsgeschenk von Milos. Es ist ein kleines Porzellanengelchen, das, ein Klassiker, anmutig seine Knie umschlungen hält. Lange liegt es in meinen Händen. Dann stelle ich es auf den Nachttisch. Als die Zuckungen nicht nachlassen wollen und immer heftigeres Stechen und allerlei Turbulenzen in meinen Beinen toben, gebe ich ähnlich einem Hundebesitzer kurz gefasste Anweisungen an meine zuckenden Glieder: »Nix da, gebt Ruhe!«

Nach zwei Stunden Sturmböen hole ich den kleinen Kitschputto wieder zu mir. Ich drehe und drücke ihn zwischen meinen Händen. Mit den Fingern fahre ich die Konturen entlang, versuche jede Rundung, Vertiefung und Wölbung zu ertasten. Und so, in dieser Konzentration auf etwas ganz Anderes, Unaufgeregtes, finden mein auf Hochtouren angekurbeltes Gehirn und in der Folge auch meine Zappelbeine endlich Ruhe. Beim Aufwachen am folgenden Morgen stelle ich mit Verwunderung fest, dass ich die Nacht in einem Bett ohne Seitengitter verbracht habe.

DIE POSTKARTE

Die Essenszeiten im »Rosenhügel« erstrecken sich über anderthalb Stunden sodass man nicht auf die Sekunde genau am Platz sein muss. Freundliche Damen kommen immer wieder an den Tisch und erkundigen sich nach den Wünschen aus dem großen Angebot. Das Essen ist exzellent. Viel Obst und Gemüse, oft mediterrane Küche, viel Nüsse. Als ich eine Walnuss genauer studiere – die man als Patient der Neurologie unbedingt verzehren sollte, weil sie gut sei für das Gehirn –, fällt mir auf, dass die Walnuss selber aussieht wie ein Gehirn. Ich muss lachen.

Der ältere Herr an meinem Tisch, mit dem ich oft plaudere, weil er als Historiker eine meiner Leidenschaften teilt, hebt seinen Kopf um ein paar Millimeter. Mehr geht nicht, er leidet an der Parkinson-Krankheit. Auch ist sein Lächeln nur angedeutet. Was dahinter ist, muss man erraten.

Heute ist er beim Frühstück gesprächig. Er freut sich, dass er um zehn Uhr entlassen wird. Erst in zwölf Monaten muss er wieder in die Reha. Wir verabschieden uns.

Zuletzt sagt er: »Jetzt haben Sie die Nuss ja geknackt.«

»Geknackt?« frage ich.

»Sie finden da drin das ganze Weltgefüge!«

Mit einer vorsichtigen Drehung erhebt er sich vom Stuhl

und marschiert wie ein Zinnsoldat Richtung Ausgang, vielleicht steht dort seine Frau. Plötzlich bleibt er stehen und ruft mit einer hohen, sehr lauten, sehr bestimmten Stimme »Bergengruen« in meine Richtung und geht dann weiter. Viele Wochen später komme ich dahinter, was er meinte. Es gibt tatsächlich von Werner Bergengruen ein wunderbares Gedicht mit dem Titel »In einer Nuss fand ich das Weltgefüge«.

Ich muss mich beeilen. Der erste Termin ruft. In einer der Gruppenstunden im Gymnastiksaal wird spielerisch die Reaktionsfähigkeit geschult. Zum ersten Mal bin auch ich dabei. Man läuft aufeinander zu, aneinander vorbei, mal ein, zwei Schritte rückwärts, dann einmal ein Tänzchen andeutend oder einen Fuß vor den anderen angetippt. Und als Krönung wird mit einem aufgeblasenen Wasserball so etwas wie Fußball für Vollidioten gespielt. Uns allen macht das Freude, werden doch Körperzonen bewegt, die bis dahin wie in einem Schraubstock festgezurrt waren.

Da passiert es, ich versuche den wie einen Kreisel vor mir tanzenden Ball mit den Zehen anzukicken und meinem Gegenüber vor die Füße zu rollen. Die Drehungen des Balls habe ich nicht berechnet. Mein Fuß geht ins Leere. Da entsteht ein »Fallen«. Ich schreie durchdringend laut: »Halten Sie mich!« Die Sporttherapeutin hechtet aus ziemlicher Distanz zu mir und fängt mich knapp über dem Boden mit einem festen Griff auf.

»Gott sei Dank haben Sie so laut geschrien!«, sagt sie, »wären Sie leiser gewesen, hätte ich den Ernst der Situation nicht erkennen und nicht so schnell reagieren können. Woher haben Sie diese wuchtige Stimme?«

»Aus Rembrandts Bild, wo Jakob mit dem Engel kämpft«, sage ich.

Ich schleiche mich, die Krücken benutzend, in die Ecke. Benommen schaue ich den Rest der Lektion den anderen zu. Für die nächsten Wochen streicht man diese Gymnastik aus meinem Therapieprogramm.

Nach dem Mittagessen beschließe ich, mir eine Torte zu gönnen. Noch ist mir nicht klar, ob das als Trost oder als Dankfeier herhalten soll. Die Torten sind in Österreich doppelt so hoch wie breit. Einmal in meinem Leben will ich in so etwas hineinstechen. Jetzt ist der optimale Zeitpunkt.

Auf einem der roten Ledersofas vor dem Eingang zur Cafeteria sehe ich den Historiker sitzen. Ich schaue ihn fragend an, er schaut mich lange an. Ich kann den Blick nicht interpretieren. Ich lächle ihm zu und mache mich im Café an das schwabbelige, übersüße, rosarote Ding. Eine Tischnachbarin verrät mir, dass das im Fachjargon »Geile Kardinalschnitte« heißt. Auf dem Rückweg in mein Zimmer sehe ich, dass der Herr immer noch am selben Ort sitzt. Ich gehe auf ihn zu. Seine Frau versprach doch, ihn um zehn Uhr, was vor vier Stunden war, mit dem Auto abzuholen.

Nach einer Pause sagt er: »Es ist für sie natürlich langweilig mit so einem wie mir, wahrscheinlich hat sie unsere Abmachung vergessen.«

Am Abend im Bett, während ich warte, bis es ruhig wird in meiner unteren Leibeshälfte, lasse ich den Vorfall in der Lounge und den »Fall« im Gymnastiksaal nochmals an mir vorbeiziehen. Das Jakob-Bild von Rembrandt, das zu Hause als zerknautschte Postkarte seit Jahrzehnten an der Innenseite meines Kleiderschranks hängt, habe ich, offensichtlich unbewusst, in diesem gefährlichen Moment abgeholt und deshalb laut gerufen.

In der Geschichte aus dem Alten Testament krallt sich Jakob, der im erbitterten Bruderstreit steht und die Konfrontation mit dem herannahenden, von Kriegern begleiteten Bruder fürchtet, an den ihm erschienenen Engel und brüllt: »Ich lasse dich nicht, es sei denn du segnest mich.« Wir wissen, dass es zur Versöhnung zwischen Jakob und Esau kommt.

Einmal mehr hat mich also ein Mythos aus der uralten Menschheitsgeschichte gerettet, hat mich, und das gefällt mir besonders, angestiftet zu einer unbescheidenen Äußerung – wie damals vor vielen Jahren in der unterirdischen Garage. Hätte ich im Gymnastiksaal heute morgen nur zögerliche Laute entweichen lassen, hätte die Sache schlimm enden können. Denn ich war gepackt von einer abgrundtiefen Angst. Erwiesenermaßen bringt große Angst den Körper vom Scheitel bis zu den Zehen in eine Erstarrung, die Stürze umso schlimmer ausgehen lassen.

War ich nur extrem exaltiert? Nein! Die Therapeutin erschien mir im entscheidenden Augenblick als der rettende Engel aus Rembrandts Bild, das mir vor Augen kam. Und ich habe das Bild, ohne Zögern und Zweifel, für mich genutzt. Dieses Vertrauen, dass es eine Rettung gibt, woher auch immer, hat dem Engel auf dem Bild Macht über mich Menschlein und über die Situation verliehen.

DER ZAUN

Am zehnten Tag führt mich meine Physiotherapeutin hinaus ins Freie. Sie ist besonders gut gelaunt. Nach vielen Regentagen scheint wieder die Sonne. Sie weist mich an, nicht auf den asphaltierten Wegen zu gehen, sondern querfeldein in die leicht hügelige, durchnässte Wiese hineinzustechen. Ich meine, nicht richtig gehört zu haben.

»Doch, doch«, sagt sie lächelnd und nickt dazu anmutig mit ihrem blonden Lockenköpfchen. »Ihre Füße müssen sich an Ungewohntes, an Überraschungen und Unebenheiten gewöhnen.«

Die Überraschung ist geglückt! Meine Krücken und Füße versinken im Matsch, während Frau Halbedel, als hätte sie kein Gewicht, einfach darüber hinweg schwebt. Unter meinen Füßen dagegen scheinen sich ganze Heerscharen von bösen Naturgeistern ihren Spaß zu machen. Ich wähne mich in der Schlussschlacht in »Herr der Ringe«. Wie eine der Riesenkröten mit Hautklumpen an den Füßen watschle ich vorwärts im Tross der Armee der Finsternis, geradewegs dem vermeintlichen Feind entgegen, der mich dann Gott sei Dank besiegen wird.

Immerhin komme ich vorwärts. Mein Blick klebt aber so sehr auf dem, was unter mir ist, dass ich den Zaun erst in allerletzter Sekunde wahrnehme. Und er ist willkommen, halte ich ihn doch für den Endpunkt meines mühsamen Ausflugs. Weit gefehlt. Frau Halbedel heißt mich, irgendwie auf die andere Seite zu gelangen.

»Irgendwie?«, frage ich.

»Ja, irgendwie«, antwortet sie.

Jetzt glaube ich ihr, dass sie Extrem-Bergsteigerin ist.

Zwei Sekunden lang tobt in mir der Konflikt zwischen völliger Ablehnung und Urvertrauen. Dann schalte ich das Denken ab. Ich werfe die Krücken auf die andere Seite des Zauns, lasse mich irgendwie in den Matsch unter mir fallen, wälze mich, mit dem einen Arm meinen Körper nachziehend, wie ich es tausend Mal im Krankenhausbett geübt habe, unter dem Draht hindurch auf die andere Seite. Dort gelange ich irgendwie in die Höhe, mich dabei am Holzpfosten hochstemmend.

»Und jetzt die Krücken wieder aufnehmen«, höre ich von weit weg.

Ich gehe sehr tief in die Knie, was nicht einfach ist, angle die mit Erde verschmierten Krücken zu mir und bringe mich mit ihnen irgendwie in die Vertikale.

»Bravo!«, ruft Frau Halbedel.

Das Echo hallt in mir weiter. Ich habe mich *fallen lassen* – und nichts ist passiert. Was für eine Erfahrung! Ich habe in meinem Leben, abgesehen von der Führerscheinprüfung, alles, was man im ersten Anlauf nicht bestehen kann, nicht bestanden und einige Prüfungen auch im zweiten Anlauf nicht. Nicht weil ich blöd bin. Nein, weil die Angst vor dem Misserfolg mein Denkvermögen lebenslang blockiert hat. Dass Körper und Kopf, also auch der Geist, sich in stetiger Wechselwirkung befinden, habe ich mittlerweile gelernt. Weshalb ich jetzt wohl auch eine Matheprüfung lockerer angehen würde. Weil ich »fallen« gelernt habe, mich vor dem »Fallen« nicht mehr fürchte.

Frau Halbedel rät mir, an den Nachmittagen ohne Begleitung im Park spazieren zu gehen. Das ist für mich ein weiteres Häppchen Freiheit erobern. Der Herbstwald kommt mir vor wie eine in Gold getauchte gotische Kathedrale. Es ist hier auf dem Rosenhügel zu dieser Jahreszeit so atemberaubend schön, dass ich immer wieder anhalte, um zu schauen und zu staunen, obwohl ich das nicht sollte. Wichtiger wäre, einen klaren Rhythmus und ein bestimmtes Tempo einzuhalten.

Einmal finde ich ein Schneckengehäuse in vollendeter Spiralform. Ich hebe es auf. Es steckt noch heute in meiner Manteltasche.

Über viele Tage hinweg kann ich mich kaum satt sehen. Mit den Krücken wühle ich im hoch angehäuften, seidig zischelnden Laub, treibe meine Füße wie auf Skiern durch den buntfarbenen Herbstsegen. Ich sauge Geräusche, Luft und jenes für den Herbst so typische goldene Glühen der Natur intensiv in mich hinein. Das Rascheln der Blätter erinnert mich an uraltes, mehrfach beschriebenes, brüchiges Papier. Bäume haben, das wird mir hier bewusst, ihre Niederschrift nicht nur in den Lebenslinien des Stammes, sondern auch in den Blättern. Geradezu körperlich spüre ich es: Ich, Mensch, bin auch mehrfach beschrieben, über viele Generationen hinweg.

Unter meinen Turnschuhen liegen unzählige »beschriebene« Blätter, sie sind ganz wertfrei, ohne zwischen Gut und Böse zu unterscheiden, und sie verwandeln sich bis in alle Ewigkeit. Erfährt doch jedes schrumpelige Blatt über den Umweg von Fäulnis und Verfall in anderer Gestalt eine Wiedergeburt. Bei diesem Gedanken ergreift mich plötzlich eine Art Gnade, wenn man denn dieses abgegriffene Wort in unserer Zeit überhaupt noch verwenden darf.

So etwas wie ein ganz großes Vergeben bemächtigt sich meiner ganzen Person. Es spült mich, aufgepeitscht von entfesselten Kräften, in einem Wirbel auf den Kamm einer Welle und von dort in einem mich allumfassenden Sog wieder herunter und bis tief in mein Inneres hinein. Plötzlich bleiben Zeit und Bewegung stehen. Und mir ist, als ginge all der Mist, den ich in meinem Leben schon gebaut habe, in einer umgewandelten Form wieder ein in den Lauf meiner Eigennatur.

Alles Versäumte, Verdrängte, jede Ungerechtigkeit, die ich verursacht habe durch meine Feigheit, und auch all die Schuld, die ich auf mich geladen habe zum Beispiel als Mutter, insbesondere auch als junge Journalistin, die lustvoll Leute in die Pfanne gehauen hat. Das alles ist nicht ungeschehen zu machen und auch nicht hier im herrlichen Herbstwald wieder gutzumachen. Aber es kommt mir nun vor, als ob dieser ganze Berg von Verstößen und Schwächen genau in diesem Moment aus mir herausgetragen und über die Fäulnis in seine sämtlichen Elemente getrennt und freigelegt würde, um verwandelt in mich zurückzukehren.

Trunken und bis ins Innerste ergriffen von der Empfindung, mit allem um mich herum verbunden zu sein, bleibe ich stehen. Nur die Hände, die die Krücken immer lockerer umfassen, zittern leicht. Ich schaue hinauf in die Baumkronen, die durch die gelichtete Blätterzahl den Blick in den Himmel freilegen. Mir ist dieses große Gefühl fast zu groß. Ich schaue mich um, ob mich jemand beobachtet. Erleichterung, da ist niemand.

Abends im Bett reflektiere ich nochmals den Tag. Da drängt sich, undeutlich und vage zuerst, dann immer verständlicher und zuletzt vollkommen klar eine Szene aus dem Markus-Evangelium in mein Bewusstsein: »Deine Sünden sind dir vergeben, stehe auf und gehe!«, sagt Jesus zum Gelähmten.

Ich bleibe ruhig und innerlich aufgerichtet liegen. Meine Hände zittern jetzt nicht mehr.

DAS VATERUNSER

Die Therapieprogramme am Morgen werden in immer dichterer Folge angeordnet. Ich pendle zwischen Aquatraining, Schraubstock, Tretmühle, Gehschule, Funktionstraining, Biodex-Training und Krafttraining. Nix von Schlammpackungen und Simultan-Massagen oder Wellness und dergleichen. Hier ist das Ziel nicht Erholung, sondern Aufbau!

Ich strample und strample. Zeit, Puls, Drehungen und vieles mehr werden gnadenlos auf dem Computer des Sportwissenschaftlers festgehalten. Mogeln ist ausgeschlossen. Beim Ausdauertraining hängt man fast eine Stunde lang in den Pedalen. Ein normales Stirnband reicht nicht aus für die Nässe, die heraus will aus dem Kopf. Ein dickes Frottiertuch muss her. Belustigt stelle ich fest, dass ich aussehe wie der selige Süleyman der Prächtige, der hier den Rosengarten anlegen ließ.

Der Blick durch die Glaswand hinaus ins Freie bietet ein Kontrastprogramm zum Folterraum. Da ruht und blüht und atmet der Frieden eines japanischen Gartens. Alles ist in sanften Biegungen und Erhöhungen und Senken angelegt. Zwischen den Kieseln lugen Gräser und exotische Pflänzchen hervor. Eine kleine Holzbrücke wölbt sich über ein ruhig dahinfließendes Bächlein. In der Mitte schießt hoher Schilf gen Himmel.

Das nennt sich Therapiegarten, weil hier die Patienten lernen, die unterschiedlichsten Unterlagen und Oberflächen, große und kleine Steine, glatte Schieferplatten und Kies immer selbstverständlicher zu nehmen. Alles ist maßvoll und in vollendeter Relation zueinander. In einer versteckten Ecke steht ein kleiner Tisch mit einem Aschenbecher für Raucher. Ich versuche mir wandelnde buddhistische Mönche vorzustellen – vergeblich, denn hier drinnen lärmen die Maschinen und keuchen die Strampelnden, Gewicht Hebenden und auf dem Laufband Rennenden, und das kollektive Schwitzen verursacht eine hohe Luftfeuchtigkeit.

Wenn ich vollkommen erschöpft von der Anstrengung auf dem Bett in meinem Zimmer kurz raste, um Kräfte zu sammeln für die nächste Therapie oder für den nächsten Treppenhaus-Marathon, den ich mir täglich abfordere und der mir Begegnungen beschert, wie man sie bunter nicht erfinden könnte, entfährt mir gelegentlich ein »Danke!«.

Diesen Dank richte ich an jenen Urkern in mir, der mich auf meinem Weg der Genesung vorwärts drängt, mir die vielen Helfer, Berater und Betreuer bringt und einem Vertrauen in den Lauf meiner Dinge gleichkommt. Und da wird mir einmal mehr bewusst, dass ich eigentlich nur und ausschließlich diesem ureigensten göttlichen Kern vertraue. Und da ich mittlerweile gern bete, spreche ich das Vaterunser.

Je mehr Vertrauen ich in meine innere Stimme, in den mir immanenten Gott habe, desto robuster werde ich und desto weniger bin ich genötigt, meine Knie vor einer irdischen Macht zu beugen. Auch muss ich nicht meinerseits überzogene Forderungen und Erwartungen an meine Umwelt herantragen. Mehr noch, und das beobachte ich bei mir und bei anderen Patienten seit meinen allerersten Kliniktagen: Das Maß von Hinwendung und Engagement seitens der vielen guten ganz und gar irdi-

schen Geister, die die Genesung eines Patienten vorantreiben
helfen, steht – wahrscheinlich unbewusst – in direkter Relation
zu eben jenem speziellen Vertrauen, das der Patient in seine
eigenen Heilungskräfte hat. Je öfter diese innere Gewissheit um
die eigene Stärke nach außen dringt, um so mehr kann man
vom Angebot, das immer ganz in der Nähe ist, profitieren.

Die letzten Zeilen des Vaterunser wollen uns ermutigen, just
in diese zu unserem Innersten hinführenden Kräfte zu vertrau-
en: »Denn dein ist das Reich und die Kraft und die Herrlichkeit
in Ewigkeit.« In der Praxis sieht es aber oft so aus, als würde
das Vaterunser in der Haltung des Sünders und im emotionslo-
sen Duktus vor sich hin gemurmelt. Alles an mir und in mir
sträubt sich dagegen. Und ich kann dann nicht anders, als mich
mit meinem Körper freudig aufzurichten, den Kopf in die Höhe
zu halten, den Mund zu öffnen, in Gedanken die Arme auszu-
breiten und, als reale Geste, die Hände nicht krampfhaft zu-
sammenzudrücken, sondern wie empfangende Schalen zu öffnen und laut und deutlich auszusprechen: Denn dein ist das
Reich *in mir* und die Kraft und die Herrlichkeit in Ewigkeit.
Amen.«

Dieses *in mir* geht mir locker, fast vergnügt über die Lippen.
Und dieselben Worte spreche ich in diesen Wochen jeweils am
Morgen aus, wenn ich auf meinem Balkon stehe, um zu beobachten, wie sich die Sonne über der grünen Horizontlinie der
alten Bäume unaufhaltsam nach oben drängt, um dann in ihrer
unbescheidenen goldenen, sofort wärmenden Pracht direkt auf
die Südseite des Gebäudes zu strahlen.

In diesen Minuten will ich die vollkommene Natur um mich
herum in meine viel unvollkommenere einfließen lassen. Und
es kommt die kindliche Vorstellung auf, dass ich in diesem Moment aufrechter, stabiler, größer und immer weniger versehrt
bin. »Der Himmel« ist in diesen Momenten eine reale Befindlichkeit im Diesseits und konkret »auf Erden« und rückt damit

weit weg von jenem Paradies im Jenseits, das Fundamentalisten aller Glaubensrichtungen instrumentalisieren, um die sogenannten Rechtgläubigen bis zur Unmündigkeit abhängig zu machen.

Unserem Selbst ist es egal, ob wir Juden, Christen, Buddhisten, Hindus, Taoisten, Ahnenverehrende, Freikirchler oder konfessionell Ungebundene sind. Was uns in unserem Innersten stärkt und gegenüber allem, was uns umgibt, zu einer eigenen Haltung verhilft, was uns unkorrumpierbar gegenüber Verführung und Ideologien macht, was uns Zivilcourage verleiht, das ist, bei aller weltanschaulichen Vielfalt, jenes unfehlbar Ur-Eigenste und Wesenhafte, das mit dem profanen Ich gar nichts, aber alles mit dem schöpferischen Prinzip unserer Existenz zu tun hat. Dieses in sich zu bewahren über alle Stürme, Abstürze und über äußere Erfolge hinweg, bedarf einer permanenten Bezugnahme und Bewusstmachung, eben jener »Religio« genannten Rück-Bindung. Andernfalls wird der Platz in unserem privaten »Garten Eden« ganz schnell fremdbesetzt.

KOPFFÜSSLER

Einmal findet mein Krafttraining erst am späten Nachmittag statt, sodass der Oktoberhimmel schon dunkel geworden und ein Blick in den japanischen Garten nicht mehr möglich ist. Als ich die Tür öffne, herrscht absoluter Frieden. Trotz der ungemütlichen Neonlichter, trotz der Tatsache, dass an jeder Maschine konzentriert gearbeitet wird. Ich staune, weil ich die letzten Takte von Leonard Cohens »Halleluja« höre. Ich bleibe stehen.

»Kommen Sie nur herein, die Maschine Nummer 7 wartet auf Sie; heute ist Wunschkonzert, Sie dürfen auch mal ihre Lieblings-CD mitbringen«, ruft mir der Sporttherapeut zu.

Fast benommen vom eher gesprochenen, denn gesungenen zweiten Ohrwurm von Leonard Cohen – »I'm your man« in erotisierend tiefer Tonlage – schlüpfe ich in die Riemen und Pedale meine fünfundvierzig Minuten ab. Sie vergehen schnell wie nie. Ich profitiere von der Polarität: Schuften und Schmachten.

Während ich die stetig steigende Zahl meiner Umdrehungen auf dem Display verfolge, wird mir plötzlich bewusst, dass das Polare, dieses immer in zwei gegensätzlichen Welten umher stapfen, mein Leben seit meiner Kindheit begleitet hat. Lustig war das nicht. Oft hat mich das Widersprüchliche in meinem Naturell fast zerrissen.

Das Zusammenbringen verschiedener Persönlichkeitsanteile ist ein Lebensthema, das einem ungefragt in die Wiege gelegt wird, falls man nicht wie in Kriegs-, Krisen- oder Naturkatastrophen-Zeiten ums bare animalische Überleben kämpfen muss. Jetzt, konfrontiert seit vielen Wochen mit Gegenwelten, meine ich zu spüren, dass sich das Widersprüchliche aufzulösen beginnt. In der lapidaren Gegebenheit hier im Krafttrainingssaal bemächtigt sich meiner eine transzendente Erkenntnis, die nicht nur im Kopf stattfindet, sondern mein ganzes System erreicht: Das Polare blockiert oder verunsichert mich nicht mehr. Im Gegenteil. Ich spüre bis in jede Zelle Reichtum und Vielfältigkeit, nicht den Widerspruch. Robert Neumann sagt dazu: »Diese Mitte des Gegensätzlichen, in der die Spannung sich zu einem Dritten und Zusammenfassenden überhöht, ist der Wendepunkt.«

Ein Zeichen für dieses Thema, das meine Biografie so sehr prägte, hängt schon seit vielen Jahren bei mir in der Wohnung. Es ist ein einfaches und mir liebes Dokument aus der Kindheit meiner Tochter Meret. Kopffüßler. Zwei. Quasi ein Zwillingspaar. Einer mit Kopf, Beinen und zwei Armen und der andere nur mit Kopf und Beinen. Der linke berührt den Zwilling, dieser schaut auf ihn. Bei der mütterlichen Frage: »Wer ist das?«, antwortete meine Zweieinhalbjährige vorerst nicht. Ich doppelte nach: »Bist du das, Meret?« Sie nickte lächelnd. »Dann bist du zwei, aber die zwei mögen sich«, dachte ich zufrieden.

Jetzt, vierunddreißig Jahre später, erinnere ich mich an diesen bloß gedachten Satz und beziehe ihn nun auch auf mich. Und ich frage mich, ob diese tiefe Sehnsucht nach »Einheit im Sein« und die stetig lauernde Gefahr, diese Einheit zu verlieren, in jedem Geschöpf, das ein Bewusstsein besitzt, als in seinem Keim angelegt auch von Anfang an schon da ist.

Bei der Kraniosakral-Therapie in der Klinik habe ich gelernt, welchen Einfluss die Resonanz der beiden Gehirnregionen Verstand und Gefühl auf den Genesungsprozess haben kann. Jetzt hier im Kraftraum erfahre ich, dass sich dieses Eins-Sein mit seinen verschiedensten Aspekten gut verankert in mir niedergelassen hat.

Ich habe im Lauf meines Lebens nicht wenige Psychotherapien hinter mich gebracht, aber ich war nicht gelehrig genug. Es brauchte eine drastischere Herausforderung, als ob das Schicksal mit mir hätte ans Äußerste gehen müssen, um den gordischen Knoten zu zerschlagen.

Eine mögliche Erklärung für diese ganz neue psychische Wirklichkeit könnte die Tatsache sein, dass ich in der Ausnahmesituation »Un-Fall/Klinik« genau jenem Zustand der vollständigen Auflösung ausgeliefert war, der nötig ist, wenn sich etwas Neues bilden soll. Das emotionale Chaos und die Wechselbäder, in die ich in den letzten Wochen getaucht wurde, fanden im Alltag von Klinik und Reha, also durch eine betreuende, umsichtige, anteilnehmende Institution, eine äußere Fassung, sodass ich nicht im Uferlosen absoff. Erst in dieser Extremsituation konnte sich bei mir ein gültiges neues Muster ausbilden.

Das alles werkelt in meinem Kopf, während ich in den Pedalen strampele und mein Blick von den stetig wechselnden Zahlen auf dem Display betreffend Blutdruck, Umdrehungen und Zeit gefangen gehalten wird. In dieser Trance lande ich tief unten bei einem Traum, den ich vor fünfunddreißig Jahren hatte und ins Traumbuch geschrieben habe. Bisher hatte ich für dessen Botschaft keine plausible Erklärung gefunden.

PAPAGEIENFEDERN

Der Traum: Ich befinde mich im Himalaya. Die Sonne scheint. Es ist warm. Ich gehe mit nackten Füßen an einem riesigen See entlang. (Jahrzehnte später erfahre ich, dass es dieses Salzmeer auf siebentausend Meter Höhe tatsächlich gibt.) Von Zeit zu Zeit schaue ich in den Himmel. Plötzlich entdecke ich ein seltsames Gebilde von Hunderten von buntfarbenen Papageienfedern. Es sieht aus, als würden sie von einem unsichtbaren, ellipsenförmigen Rahmen zusammengehalten, während sie frei und ungeordnet durcheinander schweben, ohne sich zu berühren.

Plötzlich formieren sich die tanzenden Federn in ein kompliziertes Muster, wie man es vom Kaleidoskop oder von Mandalas kennt. Nach ein paar Sekunden löst sich das Muster auf, und die Federn begeben sich wieder in das freie Schweben innerhalb des elliptischen unsichtbaren Rahmens. Nach einer Weile entsteht aus dem Schwebenden wieder ein klares Muster, zu meiner Verblüffung ein anderes. Dieses Auflösen und Neu-Formieren geschieht sechsmal. Und immer wieder rufe ich: »Ist das schön!« Ich wache auf, ratlos, glücklich, überwältigt.

»Frau Gloor, Sie haben Ihr Soll für heute längst erreicht«, ruft der Sporttherapeut.

201

Eingetaucht in Traum und längst verflossene Vergangenheit, finde ich nicht sofort zurück in die Realität.

»Ich sehe, Sie stehen auf Cohen. Dann bleiben Sie ruhig hier, aber ohne weiter zu treten. Drücken Sie an Ihrem Messgerät auf Off.«

Ich drücke auf Off, bleibe sitzen. »Old man's broken voice« nehme ich fast nicht wahr.

Was wollte mir der Traum sagen? Jetzt, dreieinhalb Jahrzehnte später, in einer Zeit, in der ich ununterbrochen an meine körperlichen Grenzen gehen muss, meine ich es zu ahnen. Dass man, um eine neue Ordnung im Kopf herzustellen, die alte komplett auflösen muss. Und das ist nicht mit einem Mal erledigt, sondern immer und immer wieder.

Offensichtlich hatte ich keinen anderen Weg, als die Hälfte von mir lahmzulegen, um mich in andere Bewusstseinszustände hineinzuführen, mich zu einer Erneuerung und Stärkung meiner Seele, zu einer Heilung meiner Urängste und meiner Traumata zu bewegen. Zwar haben mich Mythen immer sehr interessiert, aber etwa die häufige Symbolik »Auflösung und Erneuerung« habe ich nie auf mein eigenes kleines Leben bezogen. Mythen sind aber just dazu da, dass wir ihren Sinngehalt in unser Dasein integrieren.

Als ich vor vielen Jahren vorsichtige Anstalten machte, mein Abfallen von Gott wieder rückgängig zu machen, habe ich den Satz gelesen: »Wer sich nicht korrigiert, wird korrigiert.« Korrekturen an der Seele können offenbar nicht mit Flickarbeit an den Symptomen vorgenommen werden. Es bedarf des totalen Umsturzes. Anders ausgedrückt: Neue Muster, neue Mandalas, neue Baupläne können, so sagt mir mein Papageienfederntraum, immer nur nach einer totalen Auflösung der alten Muster entstehen. Und diese Auflösung kann lange dauern, was man aushalten muss.

Ob des Staunens und Sinnierens rund um das Zusammenfügen meines zerstückelten Selbstbildes schlafe ich an diesem Abend unbeabsichtigt auf dem Sofa ein. Ich erwache erst wieder am anderen Morgen, ziemlich gestärkt, wie mir scheint, und durchflutet von Dankbarkeit darüber, dass ich an etwas Großem, meinen menschlichen Horizont und die Zeitläufe weit Übersteigendem teilhaben darf. Wie von alleine erlebe ich ein privates numinoses Dasein, und das in einer Zeitepoche nach der Aufklärung. Das amüsiert mich.

KUTSCHENFAHRT

Pfleglicher Umgang mit sich selbst wird hier in der Reha ange-
strebt. Das gelingt nicht immer. Wenn wir mit den pink- oder
himmelblaufarbenen Schaumstoffnudeln ins Wasser geschickt
werden zwecks Stabilitätstraining, dann sieht das aus wie das
Treiben eines Swingerklubs – mit beiden Füßen muss man das
zappelnde wurmartige Ding auf den Boden des Wasserbeckens
bugsieren und darauf zu stehen versuchen.

Röchelnd, strampelnd, spritzend und kreischend taucht
man zwischen irgendwelchen fremden Beinen unter, taucht
spuckend an fremden Busen wieder auf, erwischt hin und wieder ein fremdes Ohr oder einen Haarschopf, um nicht abzu-
saufen. Dabei geht eigentlich jeder Anflug von Anstand und
Würde über Bord, jeder aus der Horde versucht irgendwie
zu überleben und von den diskret am Poolrand hin- und her-
spazierenden Sporttherapeuten durch ein Zeichen erlöst zu
werden.

Seit Tagen trainiert in unserer Gruppe ein Hüne mit eng an-
liegendem Profischwimmermützchen und knallroter Schwimm-
brille. Aufrecht ragt er mit dicht behaarter Brust wie ein Koloss
aus dem Wasser und hält die Kunststoffnudel mit seinen Riesen-
füßen unbewegt auf dem Beckengrund fest. Mit steinerner Miene schaut er dem seltsamen Treiben um sich herum zu. Ich emp-

finde diese Demonstration von Körperwucht im Beisein unseres Häufleins platschnasser Versehrter als unpassend. Da beginnen eine Mitleidende und ich die Aquaübung zu einer Gaudi zu machen, und wir lachen lauthals und prustend, wenn uns der Zufall wieder kurz an die Wasseroberfläche spült.

»Anders ist die kollektive Peinlichkeit nicht zu bewältigen«, sage ich in entschuldigendem Tonfall, während ich mich am Treppengeländer hochziehe und auf festem Boden erschöpft liegen bleibe.

Nicht immer geht es so derb zu. Manchmal ist Filigranarbeit angesagt. In der Gangschule werde ich millimetergenau korrigiert von vier verschiedenen Therapeutinnen, die wie mit der Lupe meine einzelnen Körperteile und Bewegungsabläufe analysieren. Ich erhalte viele Tipps und Tricks, um einerseits die durch die Operation dekomprimierte und dadurch leicht verkürzte Wirbelsäule wieder in eine saubere Vertikale zu bringen und um das Gehen flüssiger und sicherer zu machen.

Eine der klugen Begleiterinnen rät, mir vorzustellen, ich würde zu enge Jeans kaufen und müsste den gesamten Hüft- und Bauchbereich einziehen und gleichzeitig in die Höhe strecken. Die Wirkung ist frappant. Noch gehe ich gebückt wie eine alte Hexe, wenn ich aus der Sitzposition aufstehen und losgehen muss. Ich habe mir aber angewöhnt, das ganze Suggestionsprogramm vor mich hinzuschwatzen und exakte Befehle zu geben, die dann bitte schön vom Gehirn nach unten weitergeleitet werden sollen! Das klingt dann so: »Kraft aus dem Boden holen, Becken vorschieben, Fuß höher abheben, jede Bewegung zu Ende denken, mich zwischen Himmel und Erde verankern ...«

Das ist harte Arbeit. Auch hier im »Rosenhügel« muss ich »mein Haus bestellen«. Es kommt mir vor, als ob ich wie ein Bauarbeiter schufte. Oder wie ein Hund: Manchmal werden

Gegenstände auf den Boden geworfen, und ich muss diese apportieren. Ich lerne auf federweichen Gummikissen zu stehen und ein Bein abzuheben. Es gibt viel zu lachen.

Und: Es tut sich etwas in meinen unteren Regionen! Wenn auch noch ziemlich ungeordnet und ohne erkennbaren Zusammenhang. Das Kribbeln entlang der Nervenstränge um die Hüften nennt man adrett Reiterhoseneffekt. Meine Drüsenfunktionen zum Beispiel gebärden sich speziell eigenwillig. Mein rechter Fuß fühlt sich an wie eine patschige Schwimmflosse. In meiner linken Kniekehle und von dort in einer breiten Bahn hinauf über die ganze linke Pobacke fühlt es sich immer feucht, manchmal sogar nass an. Unangenehm und nah am Peinlichen. Nicht auszudenken, wie das wäre, wenn meine Drüsen die Kurve nur knapp verpasst hätten. Andererseits ist dieses Phänomen aufgrund von vorläufig unsinnigen neuronalen Schalt- und Wirkungskreisen so originell, dass ich mich damit staunend abfinde, in der Hoffnung, dass sich dieser Unfug irgendwann in etwas Vernünftiges wandelt.

Mein Schlafbedürfnis ist immer noch groß. Tiefschlaf fällt aus, weil ich wegen der zappelnden und stechenden Beine oft die Liegeposition ändern muss. Zum Glück kann ich mich tagsüber zwischen den Therapien auf dem Bett ausruhen und abends das Licht schon um neun Uhr löschen. Mein ganzes Dasein verläuft ruhig, und ich will immer noch keine Besucher. Ich muss meinen Genesungsweg allein gehen. Früher ging man in eine Höhle oder in die Wüste, in neuester Zeit geht mancher ins Kloster. Mein Rückzugsort ist die Reha.

Jeder Arzt, Pfleger oder Therapeut stellt hier seine ganze Persönlichkeit in den Dienst des Heilens. Diese gebündelte Energie und Kraft seitens der Pflegschaft wirkt per se genesend auf den Patienten. Dazu kommen dann die Vorteile eines Schonraumes, frei von Sorgen und Alltagsnöten, gekoppelt mit hartem Körpertraining. Idealer geht es nicht. »Krankenhaus macht krank«, halte ich für einen dummen Satz.

Der Kranke bekommt nicht nur jede Menge Hilfestellungen, sondern lernt und übt auch, in sich hineinzuschauen, ist doch dieser Blick nach innen die Losung für den Genesungsprozess. Briefe, SMS und Mails und einige wenige, vorher angekündigte Telefonate von meiner Familie und meinen Freunden genieße ich. Ich habe in diesen Wochen erfahren dürfen, dass gute Gedanken ihre positiv geladene Energie manifest machen im Rahmen eines Heilungsprozesses. Wenn man weiß, wie sehr Angst und Kümmernis zu schwächen vermögen, dann kann man sich auch ausmalen, welche Macht in Gedanken gesandte Zuversicht ausübt.

Meine Freundin Mariola bietet mir an, mich zu besuchen und mir eine Reiki-Behandlung zu geben. Ich nehme gerne an, obwohl ich gar nicht genau weiß, worum es dabei geht. Ich stelle mir einfach vor, dass es zu einem Energieausgleich in meinem Körper kommen könnte.

Mariola kommt an einem Nachmittag, und ich lege mich auf mein Bett.

Sie sagt schlicht: »Ich selber tue nichts, ich bin lediglich Kanal für Energien, die von dir selber kommen. Während der Behandlung fließen diese in reiner Form in meine Hände. Ich berühre dich nicht, ich bewege meine Hände über deinem Körper und zwar so lange, wie es mich führt und dorthin, wohin es mich führt.«

Ich schließe die Augen, atme tief ein und auf ihr Anraten ganz lange aus. Zwei Stunden Schweigen und Stille folgen, während ich von weit weg ihr eigenes extrem langsames, rhythmisches Ein- und Ausatmen höre. Allein das ist erholsam, heilsam. Aber ich meine auch, dass sich in meinen Beinen etwas regt.

Nach der Behandlung bleibe ich noch etwas liegen, bis ich spüre, dass etwas in der Luft liegt. Wir setzen uns, in Wolldecken gehüllt, auf den Balkon. Mariola räuspert sich, beginnt dann zu sprechen.

»Ich weiß nicht genau, was das bedeuten soll. Ich will es dir einfach erzählen, ohne zu interpretieren. Genau in jenem Moment, als ich meine Hände auf deiner Kopfhöhe hielt und sie ihre Energiearbeit verrichten ließ, tauchten vor mir eine Folge von zusammenhängenden Bildern, ähnlich einem Film, auf: südliche Gegend, vielleicht Toskana, Sonnenschein, sonntägliche Stimmung. Ich sehe dich, versetzt in eine ganz andere Epoche, der Kleidung nach zirka zweihundert Jahre vor unserer Zeit. Du bist jung, fröhlich und trägst ein weißes, luftiges Kleid. Du sitzt auf einer ländlichen Kutsche, die von zwei Pferden gezogen wird. Plötzlich fällst du vom Wagen und gerätst unter die Räder des schweren Gefährts. Fertig.«

Ich bin verwundert. Irgendetwas anfangen kann ich damit nicht. Interessant erscheint es mir allemal. Aber ich halte mich nicht länger damit auf. Ich genieße einfach und unreflektiert das Wohlgefühl, das die Reiki-Behandlung bei mir hinterlassen hat.

Am Abend treffe ich meine Rosenhügel-Freundin. Ich kenne sie schon seit meiner Zeit auf H15 im Wiener Klinikum. Yvonne ist vierzig Jahre alt, Physikerin. Hospitalisiert wurde sie nach einem Schlaganfall. Als ich erst im Rollstuhl, dann mit den Krücken meine Runden auf den Korridoren absolvierte und sie ihre Spaziergänge drehte, sind wir einander begegnet. Sie ist mir aufgefallen, weil sie so gerne lachte. Ziemlich schnell war das Gemeinsame ausgelotet: die Leidenschaft für die Musik.

Beim Sprechen benötigt sie viel Zeit, und es kostet sie ungeheure Konzentration, die Abfolge der Buchstaben zu ordnen und auszusprechen. Ich habe Zeit. Lesen kann sie nicht mehr. In den Therapiestunden bei der Logopädin muss sie Bauklötze der Farbe nach ordnen. Das sei nicht lustig, sagt sie so komisch, dass ich nicht weiß, ob ich lachen oder weinen soll. Besonders rührt es mich, wenn sie mir von ihrer Sehnsucht nach ihren drei noch kleinen Töchtern erzählt. Da kann ich nur schweigen und nicken. Sie sagt dann wieder, dass das nicht lustig sei.

Heute kommt sie zu mir auf das Zimmer. Ich lege ihr meine Box mit den Bach-CDs auf die Knie, damit sie sich etwas aussuchen kann. Ich schlage ihr die zweistimmigen Inventionen vor, weil das erwiesenermaßen rechte und linke Gehirnhälften in Resonanz bringt. Yvonne will selber entscheiden. Das ist gut.

Nach einer Weile fragt sie mich, weshalb ich keine Musik von Mozart hier habe.

»Weil ich Mozart erst hören kann, wenn ich meine Arbeit hinter mir habe.«

Sie nickt. Mehrmals. Dann konzentriert sie sich wieder auf die CD-Box, blättert ruhig CD um CD um und nimmt eine heraus. Diese hält sie mit beiden Händen fest und schaut lange auf die Hülle, dabei die Stirn runzelnd, als würde sie die letzten Kräfte auf ein und dasselbe Ziel hin bündeln. Dann stülpt sie, dabei den Kopf heftig hin- und herschüttelnd, mal zischend, mal gurgelnd, aber mit einem Aufwand, der an Schwerstarbeit erinnert, Buchstabe um Buchstabe zwischen den Lippen hervor. Wir schauen einander an. Was war das!?

»Du hast gelesen! Hochzeitskantate!«, schreie ich aufgeregt.

»Das ist lustig«, sagt sie und lacht und lacht und lacht und hört nicht mehr auf.

Ach, wenn ich jetzt bloß einen Cognac für uns hätte. Haben wir nicht. Zwei Tage später muss sie zu einer weiteren Operation ins Wiener Klinikum zurück. Sie hat auch noch Krebs.

DIE KREUZUNG

Ich benötige Geld, nicht nur für Torten. Es gibt hier keinen Bankomat. Also muss ich hinaus. Schon früh wird es zu dieser Jahreszeit dunkel. Außerdem fegt jetzt gerade ein Sturm mit peitschendem Regen über den Rosenhügel. Da sowieso ansteht, einmal ganz allein und aus therapeutischen Gründen nicht mit dem Taxi außer Haus zu gehen, überlege ich nicht lange, ziehe den Wintermantel an und gehe mit den Krücken durch die große Glastür. Sie schließt sich lautlos hinter mir.

Jetzt bin ich draußen in der Welt. Wackelig und unsicher, als wäre ich eine Marionette mit hölzernen oder gläsernen oder gummiweichen Beinen und Füßen, tapse ich zur Bushaltestelle. Die Angst sendet sofort ein komplett anderes Programm in meine Beine. Alles sticht, bremst, zittert, als befände sich meine untere Leibeshälfte in einem Säurebad. Innerhalb der Klinik bewege ich mich mittlerweile ziemlich unauffällig und selbstverständlich. Jetzt aber bin ich eine stark gehbehinderte alte Frau. Das zeigt mir wieder einmal deutlich, wie sehr mein ganzes Sein von meinem Gehirn abhängt und mich die Angst vier Schulstufen nach unten katapultiert.

Der Bus kommt. Die zwanzig Zentimeter zum ersten Trittbrett schaffe ich nicht. Ich meine, dass ich zwischen Gehsteig und Trittbrett fallen könnte. Ein junger Mann hilft mir. Im Bus klammere ich mich an die Stange wie ein verzweifelter Affe. Plötzlich kann ich meine Knie keinen Zentimeter beugen. Ich mache meine eigenen Beine zu ungelenken steifen Krücken. Beim Aussteigen stützt mich der Busfahrer. Er weist auf den Fußgängerstreifen, der direkt zum Bankomat an der Außenmauer des Einkaufszentrums auf der gegenüberliegenden Seite der vierspurigen Fahrbahn führt.

Wie komme ich über den Zebrastreifen? Die Ampel ist grün, also habe ich genügend Zeit. Wie unter Drogen – Angst ist auch eine Droge – schiebe ich mich in Zeitlupe über den Asphalt, der wegen des Regens glänzt wie Glatteis. Irgendwie drüben angekommen, steuere ich auf den Bankomat zu und klammere mich an ihn, als wäre er ein Rettungsring. Wohl eine halbe Stunde bleibe ich in Schieflage dort kleben. Inzwischen sind die Sturmböen so stark, dass ich mich dicht an die Wand halten muss, um nicht weggefegt zu werden. Es regnet jetzt horizontal. Ich möchte nach Hause. Ich bin nur einen halben Kilometer von der Reha entfernt. Und es ist scheußlich hier, und ich habe Hunger, verpasse das Abendessen und die guten Gespräche an unserem guten Tisch. Zu allem Unbill muss ich für die Rückfahrt den Bus nehmen, der etwas oberhalb des Einkaufszentrums an einer großen Kreuzung hält.

Da sich das Sauwetter in absehbarer Zeit nicht zu beruhigen scheint, bleibt mir nichts anderes übrig, als in Richtung Kreuzung loszumarschieren. Vorbeifahrende Autos spritzen riesige Schwaden brauner Brühe über mich. Der Lärm des starken Abendverkehrs ist ohrenbetäubend und nervend, jede Straßenlampe, jeder Autoscheinwerfer blendet. Irgendwann bin ich dann endlich an besagter Kreuzung. Ich sehe Busse, die in alle Richtungen fahren, an allen Ecken anhalten, Leute aussteigen lassen, andere aufnehmen. Also bin ich halbwegs am richtigen Ort. Meine ich. Ist aber nicht so.

Auf der Infotafel kann ich mit Mühe entziffern, dass ich an

der falschen Haltestelle stehe. Also muss ich die Straße überqueren, um die Bushaltestelle ums Eck anzupeilen. Ich kann
nicht mehr vernünftig denken. Die Angst, die nicht nur meine
Psyche, sondern auch meinen Körper ergreift, macht mich
dumm – wie früher bei Schulprüfungen.

Viel Zeit vergeht. Menschen sehe ich plötzlich nicht mehr.
Es gibt nun nur noch Autos, Busse, Lichtanlagen, Lärm, peit-
schenden Regen, Sturmböen, müde Beine, Dunkelheit, die
dunkler ist als Schwarz. Ich drohe zusammenzusinken, jedenfalls verlassen mich alle guten Geister und alle Kräfte, als ich
an der vierten Bushaltestelle wiederum falsch bin. Ich bin den
Tränen nahe. Wegen meiner gebückten Haltung dringt das
Nass von oben in den Mantelkragen und weicht meinen Rücken auf. Abwechselnd hänge ich mein ganzes Gewicht in die
Krücken oder an Abfallkörbe. Ich könnte schreien vor Wut
und Verzweiflung. Aber da ist keine Sau, die zuhört, also lasse
ich es. Ich muss dieselben Fußgängerstreifen zum zweiten oder
dritten Mal überqueren, dabei immer die latente Angst, dass
die Autos nicht rechtzeitig anhalten oder zu früh lospreschen
könnten.

Wild gestikuliere ich in der Gegend herum mit meinen Krücken, die ich jetzt, wie früher schon mal, horizontal als Waffen
einsetze. Wieder bin ich im Begriff, einer jener lächerlichen,
boshaften Seniorinnen zu ähneln, die ich nie im Leben werden
wollte. Wieder klammere ich mich an eine Fahrplantafel.
Schrift und Zahlen sind unter den dichten Tropfen nicht mehr
zu entziffern. Meine Brillengläser fallen komplett aus. In dieser
tumben Blindheit, taucht die Erinnerung an eine andere Fahrplantafel auf.

In den achtundsechziger Jahren, die ihre politischen Spuren
auch in meiner Biografie hinterlassen haben, entdeckte ich eines Morgens an der Bushaltestelle folgendes Graffiti quer über
den Fahrplan gespritzt: »Wir sind jene, vor denen man uns ge-

warnt hat.« Mir erscheint das jetzt, auf mich alte Schachtel
bezogen, so wahr, und ich muss lachen!

Lachen! Endlich kommt der nötige Impuls daher, der mich
aus der Opferhaltung kickt. In fast aufgeräumter Stimmung
richte ich mich auf und entdecke, dass der Regen plötzlich auf-
gehört hat und dass ich jetzt an der richtigen Bushaltestelle
stehe. Der Bus kommt bald, ich steige ein, innerhalb weniger
als einer Minute komme ich ans Ziel.

Die großen Glasportale des Reha-Zentrums öffnen und
schließen sich geräuschlos. Küche und Essräume liegen im
Dunkeln. Unauffällig, aber jetzt aufrechter, gehe ich auf mein
Zimmer. Nach einer heißen Dusche lege ich mich aufs Bett und
ziehe mir auf »Romance TV« Softeis rein. Der Ausgang der
Story bleibt mir verborgen, weil ich vorher einschlafe.

Lange nach Mitternacht erwache ich. Ich habe Hunger. Aber
da gibt es, abgesehen von ein paar Feigen, nichts Essbares auf
meinem Zimmer. Ich setze mich in den Sessel, zu müde, um
Feigen zu essen, und zu müde, um wieder ins Bett zu gehen. Ich
schaue mich im Zimmer um. Auf der Heizung liegen die
100-Euro-Scheine zum Trocknen, über den Schranktüren hängen die nassen Kleider, auf dem Tisch liegen die auf Klopapier
ausgelegten Gegenstände aus meinem Rucksäckchen. Der
Himmel ist klar. Hin und wieder sehe ich von weit weg Autoscheinwerfer Lichtkreise ins Dunkel zeichnen.

Ich befinde mich in einer Zwischenwelt. Alles ist und ist
nicht. Da ist mir, als würde ich von unsichtbaren Händen gefasst und in die Höhe gezogen. Ich blicke aus der Vogelperspektive auf ein Mädchen. Und ich weiß, dass das Mädchen mit
den schwarzen gelockten Haaren im weißen Batistkleid mit
mir identisch ist. Also will ich unbedingt heraus aus dem
schwebenden Zustand und wieder zurück in die Realität, in
Zimmer Nummer 5 auf dem Rosenhügel.

Der Gedanke hilft, ich nehme mich wieder in dem orange-
farbenen Sessel wahr. Ich versuche mich zu beschäftigen, stecke
die nun trockenen Euroscheine in die Geldbörse, hänge die fast
trockenen Kleider etwas um. Aber das erfahrene Bild aus einer
anderen Zeit lässt mich nicht los, es beginnt fast ungestüm in
mir zu rumoren. Er ist ungerufen da, der Bruch in der Kontinu-
ität der Zeit.

Diese Geschichte mit dem jungen, schwarzhaarigen Mädchen im weißen Batistkleid, das auf einer hölzernen Kutsche
sitzt, die von zwei Pferden durch eine südliche Hügellandschaft
gezogen wird, und das dann von der Kutsche herunterfällt und
unter die Räder gerät. Das habe ich nicht nur im Anschluss an
meine Reiki-Behandlung gehört, sondern genau dieses »Fallen
von der Kutsche« habe ich schon einmal selber »durchlebt«.
Vor langer Zeit. Nämlich im Rahmen einer sogenannten
»Rückführung« vor mehr als dreißig Jahren.

Eher aus Neugierde, denn aus therapeutischem Anlass, hatte ich mich in dieses damals eben in Mode gekommene Abenteuer, das mir von einer Freundin angeboten wurde, eingelas-
sen. Es blieb bis heute bei dieser einen »Rückführung«. Nicht,
weil ich diese Therapie als Humbug betrachte, eher weil ich
mit der »Kutschengeschichte« damals nichts anfangen konnte.
Ich konnte das in hypnoider Trance durchlebte Geschehen
nicht in Verbindung bringen mit irgendeiner brauchbaren Aussage für die Gegenwart. Schnell vergaß ich das.

Nun muss ich wieder genau daran denken. Warum nur? Ich
finde keine Antwort. Ich verstehe auch das Phänomen nicht.
Neurologen könnten den Vorgang mit dem Aufdröseln und
Analysieren verschiedener Hirnwellen aus dem Bereich des Ma-
gischen, Geheimnisvollen erklären. Das ist gut und interessant.
Aber es erklärt nicht, weshalb sich diese immer gleiche Mittei-
lung aus verschiedenen Zeitschichten so dringend in meinem
Bewusstsein bemerkbar machen will. Die Beharrlichkeit ist auf-

fallend. Meine Beharrlichkeit, »es« nicht wahrzunehmen auch. Da stehen zwei Kräfte gegeneinander. Mag sein, dass ich mich in dieser Nacht wegen psychischer und körperlicher Erschöpfung eben dieser notwendigen »gleichschwebenden Aufmerksamkeit«, wie es Freud nannte, überlassen konnte.

Außerdem ahne ich, dass Schmerzhaftes und Traumatisches auch dann, wenn es tief und über lange Zeit von Vergessenheit und Verdrängung in Gewahrsam genommen wurde, im Geist und in der Seele seine Spuren hinterlässt, bis zu jenem Zeitpunkt, wo das »Thema« ans Tageslicht geholt wird und einen erlösten Ausgang findet.

Ob ich nun tatsächlich vor zweihundert Jahren von der Kutsche fiel und unter die Räder kullerte, weiß ich nicht, zumal ich mit dem Begriff »Karma« vorsichtig umgehe. Andererseits meine ich schon einmal gehört zu haben, dass es in der Welt der spirituellen Weisheiten die Vorstellung gibt, dass in jenem Verbindungskanal zwischen Gehirn und Sakralgelenk, also im Rückenmark, so etwas wie ein empirisches Gedächtnis gehütet wird. Dass darin die Erinnerung und das Wissen der individuellen und der kollektiven Vergangenheit über Generationen hinweg festgeschrieben ist. In der tantrischen Lehre wird diese Kraft, die in jedem Menschen wohnt, Kundalini genannt. Symbolisch wird diese als zusammengerollte Schlange dargestellt, die im unteren Teil der Wirbelsäule sitzt und sich entrollen kann bis zur vorderen Stirn. Nicht bloß optisch gesehen, hat das irgendwie einen Sinn.

Ich stelle fest, dass mich in diesem Moment, nun längst nach Mitternacht, wieder einmal eine mein ganzes Wesen durchflutende Dankbarkeit erfasst. Dankbarkeit darüber, dass ich jetzt und hier in einem Bereich Heilung und Unterstützung habe erfahren können, wie das in alten Zeiten nicht möglich gewesen wäre. Gelähmte waren in früheren Zeiten Geschöpfe außerhalb der Gesellschaft und oft Kandidaten für das Siechenhaus. Ob das mein Unbewusstes oder das kollektive Unbewusste in die Gegenwart transportiert hat, ob mir das über mein Genmaterial oder durch Umwelteinflüsse zugespielt wurde, ist in diesem transpersonalen Raum, in dem ich mich befinde, unerheblich. Gerade jetzt fühle ich mich mit allem, was ist, verbunden.

Und der dämliche Modebegriff »Neuromagie« kommt mir nun nicht bloß absurd vor. Habe ich doch die zum Prinzip Schöpfung gehörende Gnade der Heilung sprichwörtlich am eigenen Leib erfahren. In diesem Sinnzusammenhang macht es auch keinen Unterschied, ob ich meinen Un-Fall wirklich schon einmal erlebt habe oder nicht. Die Kutschen-Story hat ihre Wirkung getan. Zauberer spielen und arbeiten ja auch mit unseren neuronalen Vorstellungen von der Welt. Mit demselben Trick könnte das Unbewusste, das zweihunderttausend Mal umfangreicher ist als unser Bewusstsein, in uns wirken.

Erinnerung kann man nicht lenken oder kontrollieren. Sie kommt oder kommt nicht, vermutlich über lokal-geografische Verschränkungen auf horizontaler Ebene und offensichtlich ebenso sehr aus den verschiedenen Zeit- und Tiefen-Schichten der Vertikalen. »Raum und Zeit sind subjektive und deshalb schöpferische Erscheinungen«, sagt Johann Jakob von Uexküll zu Recht, denn scheinbar Zufälliges, Sinnloses ergibt oft sehr viel mehr Sinn, als uns lieb ist. Kein Geschehen in uns läuft linear ab. Vielmehr handelt es sich, wie überall in der Natur, um einen Transfer und eine Bezogenheit aus und in alle vier Richtungen.

WUNDE UND WUNDER

Der Gedanke, dass sich eine ganz alte, tiefe, wahrscheinlich an viel Scham und innere Unordnung gekoppelte Wunde in ein Wunder verwandeln kann, ist in der deutschen Sprache ganz lapidar mit dem zusätzlichen Buchstaben »r« herzustellen. Dabei ist es vermutlich unerheblich, ob die Wunde körperlicher, gesellschaftlicher, also machtpolitischer oder kriegerischer, Art ist. Heute weiß man, dass traumatische Situationen über Moleküle, der DNA ähnlich, auf die nächste Generation übertragen werden können. Und jetzt erfahre ich, dass ein einziges Wort Schlüssel zu Erkenntnis und Erlösung wird. Ich muss nur genau lesen. Dann kann ich für mich herauskristallisieren, dass Wunder, so scheint es, fast immer einer vorangegangenen Wunde entspringen. Diese Transformation der Wunde in ein Wunder, also die Erlösung und Befreiung von einer körperlichen oder seelischen Beschädigung, liegt ja allen Religionen und jeder halbwegs seriösen Psychotherapie als anzustrebendes Ziel zugrunde. Bedeutet Erlösung doch ein Wiederherstellen des Zerstörten. Und einmal mehr wird mir bewusst, dass Ursache und Wirkung auf der feinstofflichen wie auf der materiellen Ebene ein und dasselbe sind, weil sie je gegenseitig repräsentative Ausdrucksformen für das im Zentrum liegende Thema sind.

Das Wunder bei mir ist ganz klar nicht eine sogenannte Spontanremission, wie sie bei Krebspatienten gelegentlich passieren, die, meist begleitend zu schulmedizinischen Heilverfahren, auch noch geistige und alternative Heilmethoden miteinbeziehen. Da kann es sein, dass sich im Zusammenspiel von Medikation und mentaler Disposition die Biochemie von einem Tag auf den anderen vom Ungleichgewicht der Zellen in ein Gleichgewicht, also in eine Gesundung verwandeln kann. Was sowohl der Spontanheilung als auch meiner langsam voranschreitenden Selbstherstellung gemeinsam ist, ist das Transformieren der Angst in eine Zuversicht, mehr noch: in ein dankbares Staunen über das, was die Natur hervorzubringen imstande ist. Wahrscheinlich ist es nötig, dass sich jede Zelle im Körper diesem heilenden Impuls der Zuversicht hingibt. So gesehen wäre diese Selbstschöpfung, die nicht auf mechanistischen Gesetzen beruht, das eigentliche Wunder.

Angstneurosen und pathologische Scham sind ein Dauerbrenner in unserer Familie bis weit in die Vergangenheit zurück. Meine Seele war besonders talentiert, die Verhaltensschwächen aufzufangen und mit mir herumzutragen. Angekommen am Höhepunkt einer mehrjährigen Depression, machte ich in meinem fünfunddreißigsten Lebensjahr eine Todesnähe-Erfahrung.

Ausgelöst durch dieses ergreifende Erlebnis versuchte ich die erste vorsichtige Wiederannäherung an die mir von meinen Eltern vorgelebte Spiritualität und Religiosität und wagte es, mich vom gesellschaftsverändernden Impetus und Kulturkanon der achtundsechziger Jahre abzuwenden. In verschiedenen Anläufen versuchte ich, die Themen Angst und Scham zu bearbeiten: Psychotherapie, Familienaufstellung, Fachliteratur, Gespräche mit Freunden, zeitweiser Rückzug aus dem sozialen Alltag, Ausloten der Grenzen, bis man in den Abgrund schaut. Aber das war alles nicht tiefgreifend genug.

Ich, immer noch im nächtlichen Sessel sitzend, realisiere erst jetzt, dass das alles lediglich Fingerübungen waren, allenfalls Vorbereitungen für den theatralischen Crash, der mich endlich zu dem Kern geführt hat, an dem ich nun bin und der wohl die Veränderung meiner Gesamt-Chemie, also jeder Zelle in mir, bewirkt hat.

Ausgerechnet die Absurdität meines Un-Falls – wer glaubt schon, dass Verstopfung Auslöser für eine Querschnittlähmung sein kann – hat mich dazu geführt, die Gnade Gottes zu erkennen. Jetzt, wo es nicht zu übersehen ist, dass ich mein Leben ohne Pflegehilfe weiterführen kann, wage ich selber auch an so etwas wie an ein Wunder zu glauben. Meine Heilungschancen wurden ja, so habe ich es beim Verlassen der Wiener Klinik erfahren, eher auf null, im besten Fall auf fünf Prozent veranschlagt. Trotz schlechter Aussichten hat mich der bewundernswerte Einsatz der Ärzte und Therapeuten mit allen zur Verfügung stehenden Mitteln wieder auf die Beine gestemmt.

Dennoch werde ich jetzt und in Zukunft Hände und Geist nicht selbstgefällig in den Schoß oder in die Pensionierung legen. Die Arbeit geht weiter. Man weiß es: Erstarrung kommt auf leisen Sohlen. Und wenn ich das Urlicht in mir nicht ständig mit Sauerstoff versorge, droht die Flamme ganz schnell zu erlöschen.

Endlich verstehe ich in meinen Tiefenschichten, dass wir unsere Wunden und die sich daraus gestaltenden Wunder selbst schaffen, dass sich also diese Mischung aus Rationalität und Irrationalität in unserem eigenen Gehirn, das auch ein Wunder ist, abspielt. Deshalb nehme ich mir vor, das Staunen über die Erfindungskraft der Natur und die Rätselhaftigkeit des Göttlichen in mir bis zu meinem letzten Atemzug nie mehr loszulassen.

Die Nacht schreitet voran, es lohnt sich nicht mehr, wieder ins Bett zu gehen. In einer halben Stunde wird das Frühstücksbüfett geöffnet. Ich trete auf den Balkon hinaus. Ein erstaunlich milder früher Wintermorgen regt sich. Der Wind zerzaust mich zärtlich. Ein neuer Tag beginnt.

ZU HAUSE

Die Krücken und die Koffer mit den Sommerkleidern und den Sportkleidern stehen im Eingang meiner Wohnung, also dort, wo ich damals, Ende Juni, lächerlich halbiert und ratlos am Boden lag. Ich wasche meine Hände und schaue dabei kurz auf die Bodenkacheln in Fuschlsee-Blau, dann in den Spiegel über dem Waschbecken. Lange schaue ich. Das Gesicht rutscht nicht. Aus der Küche kommen würzige Düfte. Im Backrohr rösten Edelkastanien, in der Bratpfanne brutzelt Speck. Speck und Maroni, das habe ich mir gewünscht als erstes Abendbrot im zivilen Leben.

Meine Freundin Elsbeth, angereist aus Zürich, um mir den Einstieg in den Alltag zu erleichtern, öffnet eine Flasche Rotwein. Der erste Alkohol seit langer Zeit. Vermisst habe ich ihn nicht. Mir kommt alles sehr feierlich vor. Ich mag gar nicht viel reden und schon gar niemanden anrufen, nicht mal Nachrichten hören oder anschauen. Ich kaue still vor mich hin. Es ist schön. Elsbeth lässt mich gewähren und drängt mich zu nichts.

Früh gehe ich zu Bett. Ich gehe ohne Krücken zu meinem Kleiderschrank, um die Nachtwäsche herauszuholen. Dabei halte ich mich andeutungsweise an den Möbeln fest. Lange bleibe ich stehen vor dem Spiegel am Kleiderschrank und beobachte mich von oben bis unten.

»Man merkt nichts«, sage ich zu mir.

Zufrieden öffne ich die Schranktür. Und da sehe ich sie, meine »Bilder«, die in den letzten Monaten immer wieder zu mir gekommen sind. Sie sind nur dürftig mit Klebstreifen an die Innenseite der Tür angeklebt – und haben so viel rettende Wirkung gehabt: der Aufsatz meines Sohnes Alban, »Es geht!!!!!«, Rembrandts »Jakob kämpft mit dem Engel«, die Zeichnung meiner Tochter Meret mit den beiden Kopffüßlern. Vorsichtig, fast tastend, fahre ich mit meinen Fingerkuppen über die jetzt heiligen Reliquien, nachdem sie alle ihren segensreichen Dienst getan haben.

Etwas lässt mich innehalten. Es sind zwei Blätter auf dieser Votivbildwand, die sich nicht in meinen Genesungsprozess eingemischt haben. Sie kleben einfach da, ohne Auftrag, ausgeschnitten aus der Schweizerischen Monatszeitschrift »Du«. Links das Porträt eines hochbetagten amerikanischen Südstaatlers, dessen Haut ausschließlich aus Runzeln und Altersflecken besteht, und zwei listige Augen funkeln einen an. Das Bild strahlt Wissen, Verführung, Humor, Erfahrung, Güte und Schlitzohrigkeit aus. Mit so einem würde ich durchbrennen. Damals wie heute. Ich lasse das vergilbte Bild hängen.

Rechts davon klebt, von einer zerquetschten Textilmotte etwas beeinträchtigt, ein brisanter Ausschnitt von Michelangelos »David«. Wegen der auf den Po gezoomten Aufnahme meint man auf den ersten Blick, getäuscht durch die spiegelglatte Hautbeschaffenheit, einen Silikonbusen zu sehen. Auf den zweiten Blick erkennt man sie aber, jene ganz leicht nach rückwärts gewölbte Wirbelsäule, die eben dabei ist, sich zu öffnen, um dem rechten Arm aus der Schulter heraus größtmögliche Dehnung zu gewähren. Noch liegt der Stein in der Hand des gottähnlichen Jünglings. Noch hängt das Lederband, das als Schleuder des tödlichen Wurfs dienen soll, lässig um den geschmeidigen Körper. Alles ist Entschluss, ruhende, gezielte

Aufmerksamkeit und zurückgehaltene Kraft, wie bei einer Katze vor dem Sprung.

Ganz genau schaue ich hin und versinke in den sanften, kraftvollen Wölbungen, Senkungen, Muskelverdichtungen dieser Wirbelsäule. Fazit: ein morphologisches Wunder. Dann versuche ich mit dem Fingernagel meines Daumens die Insektenleiche vom Foto wegzukratzen. Die tote Motte fällt. Ich schaue auf das kleine unbedeutende Chitin-Ding auf dem Parkett. Soll ich es aufheben oder so tun, als wäre da nichts? Unangenehm im Schlafzimmer, wo man mit nackten Füßen herumtappt. Und überhaupt, ich soll mich doch in alle Richtungen bewegen.

Ab da ist auch bei mir alles Entschluss. Langsam, jeden kleinsten Millimeter verinnerlichend, beuge ich meine Knie um ein paar Grad, bücke mich leicht, dabei bewusst lange ausatmend nach vorn, dehne zielgerichtet den vorher mit Spucke befeuchteten Zeigefinger der rechten Hand und tupfe den Makel vom Boden auf. Die Motte klebt jetzt an der Fingerkuppe. Nun versuche ich, mich mit der linken Hand am Boden abstützend, den Rückweg in die Vertikale.

Irgendwann höre ich eine besorgte Stimme hinter mir. Ich muss wohl schon längere Zeit in diesem Zwischenraum hängen geblieben sein. Ich will endlich in mein eigenes Bett.

»Draußen schneit es«, sagt Elsbeth, als wolle sie mich trösten.

Da ist sie wieder, die Scham, die sich nirgends niederlassen kann. Erst nach einer Weile wird sie von der Stille eingehüllt und weggetragen. Es sollte nicht mein letzter Hänger gewesen sein.

Beim Aufstehen am anderen Morgen, was immer noch viel Zeit in Anspruch nimmt, fällt mein Blick auf das großformatige, abstrakte Gemälde meines Bruders Emanuel. Titel: »Mycel«. Jetzt erst, nachdem ich etwas hirnkundig bin, realisiere ich, dass dieses Mycel aussieht wie ein neuronales Gestrüpp, ähnlich einer doppelten Dornenkrone. Die Leuchtpunkte, über die ich mich immer gefreut habe, ergeben jetzt einen Sinn! Sie verkörpern jene Energie, die das Auskeimen, das Transformatorische, darstellen. Ein perfektes Abbild oder Gleichnis für einen innerseelischen Vorgang. Ich greife mir an den Kopf. Erstaunlich, wie sich mir jetzt Zeichen und Symbole entschlüsseln, die ich schon Jahre lang vor Augen habe.

Kaffeeduft schlängelt aus der Küche zu mir ins Schlafzimmer. Der erste richtige Nicht-Filter-Frühstückskaffee nach fast fünf Monaten. Normalität richtet sich in meinem neuen Leben ein. Und zum ersten Mal und nach sehr langer Zeit bin ich bereit, Nachrichten zu hören. Ich verfolge Börsenberichte und Staatsschuldenstand ohne größeres Interesse. Dann ein Bericht aus dem Forschungszentrum Cern, dass bald das von der ganzen Welt gesuchte Higgs-Teilchen nachgewiesen werden kann. »Gottesteilchen« wird das Gesuchte von den Journalisten bezeichnet.

Kurz muss ich innehalten. Zwar verstehe ich die Leidenschaft einiger Spitzenforscher, unser Universum in seinen kleinsten und größten Teilen immer detailgenauer erklären zu können. Dennoch hoffe ich inständig, dass keine wissenschaftliche Erkenntnis unseren Kosmos je in seiner Ganzheit und bis ins allerletzte Geheimnis hinein zu entschlüsseln imstande sein wird. Das, was die große Welt und unsere kleinste private Welt im Innersten zusammenhält, ist wahrscheinlich nicht dingbar, nur zu ahnen. Und das ist gut so.

Des Weiteren geht es um Kleines und Großes auf der Welt. Selbst der Dividenden- und Boni-Steigerungswahn ödet mich an. Ich bin noch nicht ganz bereit, am Irrsinn draußen und an den Beharrungskräften der Verhältnisse teilzunehmen. Aber dann heißt es, ganz zum Schluss: »Glatteisgefahr!« Ich horche auf. Ich muss dennoch hinaus. Nein, nicht dennoch, jetzt erst recht. Eine Tollheit. Aber ich weiß auch, dass, wenn ich das schaffe, mir nichts mehr passieren kann.

Es passiert nichts. Fern von allem Transzendenten, dafür ganz auf dem Boden, schiebe ich mich ähnlich einer Schildkröte über die spiegelglatte Straße, dabei den Kopf nach allen Seiten »sichernd« drehend, gleichzeitig Krücken und Füße aufsetzend und zwischenzeitlich ein stilles »umsichtig, nicht zögerlich« vor mich hinhauchend. Zwei Innenhöfe schaffe ich.

Dann zurück. Die drei Treppenstufen in mein Treppenhaus schaffe ich nicht mehr. Nachbarn schieben, schleifen und ziehen mich dann über die zweiundsiebzig Stufen zu meiner Wohnung. Droben lege ich mir eine alte Platte von Jimi Hendrix, der exakt achtundvierzig Stunden nach mir geboren wurde, auf. Verlegen lächelnd erinnern wir Seniorinnen uns unserer Befindlichkeit von damals. Und plötzlich ist die Erschöpfung weg.

Ich beschließe, mein Bett mit frischen Laken zu bespannen. Das Unterfangen dauert – es handelt sich um ein großes Bett – ziemlich lang. Indes, es aktiviert Körperzonen beim Drüber- und Drunterkriechen, die sonst nie in Bewegung kämen. Mein Körper freut sich. Ich kann kaum mehr innehalten mit rauf und runter und rüber und stelle dann kurzentschlossen die kleine Leiter vor die Eingangstür, um die Winterkleider vom Stauraum herunterzuholen. Pro Stufe benötige ich zirka dreieinhalb Minuten. Was für eine kostbare, unvergessliche Zeit! Ich werde das Triumph-Gefühl, das mich auf der fünften und obersten Stufe durchflutet, nie mehr vergessen.

Dadurch, dass Elsbeth, ein mir lieber Mensch, in diesen ersten Tagen einfach da ist, ohne in mein Tun aktiv einzugreifen, wächst das Vertrauen in meinen Körper und seine Fähigkeiten. Das mit dem Bettlaken und der Leiter will gefeiert werden, weil es mich wieder verbindet mit den alltäglichen Erledigungen.

Wir kochen ein Couscous mit viel Knoblauch, das ich mit der fast eingetrockneten und deshalb speziell konzentrierten »Mama Africa's Zulu-Sauce« zusätzlich würze. Das brennt wie Feuer in der Kehle. Genau so wie meine Beine und Füße. Lang schlafe ich nicht ein. Nach Mitternacht stehe ich wieder auf. Ich suche im CD-Gestell nach etwas, das mich von meinen Beinen weglenken könnte. Dann finde ich Maria Tănase, die längst verstorbene rumänische Sängerin mit der tiefen Stimme, die die geschundene Seele ihres Volkes mit fast ins Unerträgliche verschleppten Dreivierteltakten beschwört. Bei ihr lodert das Herz. Meine Beine sind jetzt vergessen.

ROLLTREPPEN UND KLÄFFER

Meine Ausflüge und Exkursionen, jetzt ohne Begleitung, werden immer ausgedehnter. Ich wage mich von Tag zu Tag selbstverständlicher hinaus aus der Wohnung und hinein in die Öffentlichkeit. Multitasking ist gefordert: mich selber beobachten und das Umfeld beobachten, also jene totale Awareness, die neuerdings in teuren Seminaren vermittelt wird. Alles, was nicht ich ist, empfinde ich und erfahre ich als Bedrohung. Ein Gang in die U-Bahn ist abenteuerlich und nervenaufreibend. Jede Person, die mir entgegenkommt oder mich überholt, erscheint mir als Gefahr. Unerträglich sind aus dem Lift strömende Menschenhorden, auch Kinderwagen, Rollstühle und Einkaufsbuggys, einfach alles, was sich bewegt. Und was mir nie zuvor im Leben irgendwie aufgefallen war, ist jetzt von allergrößter Bedeutung.

Besonders fürchte ich, von der Seite angestoßen zu werden, weil ich dann umkippen könnte. Ich habe das Gefühl, obwohl die Beine schon spürbare Empfindungen von oben nach unten zeigen, keinerlei Sensibilität nach den Seiten zu haben. Ich bin offensichtlich noch nicht so weit, dass meine Sinnesorgane und meine Nervenenden d'accord sind mit den Gegebenheiten, denen ich jetzt in der U-Bahn begegne. Die Züge, die einfahren, sind lauter, monströser, als ich es in Erinnerung habe.

Ich übe. Zuerst mit dem Lift von der einen Ebene in die andere, dann, nach ein paar Tagen, die Rolltreppen benutzen. Lange bleibe ich davor stehen. Wohin mit den Krücken? Auf die Stufe über den Füßen oder eine Stufe drunter aufsetzen? Oder soll ich mich umdrehen? Viele Möglichkeiten, keine, die überzeugt. Ich bin unsicher – nur weiß ich sicher, dass ich die Rolltreppe benutzen *muss*. Also marschiere ich einfach drauflos. Automatisch platziere ich die Krücken rechts und links von mir. Königlich komme ich mir vor, als mich die Rolltreppe hinaufträgt.

Oben angekommen, tu ich einfach so, als könnte ich weitergehen. Irgendwie schiebe ich mich auf festen Boden. Und dort haut es mich fast um. Ich werde von zwei kräftigen Armen gestützt. Zwei lustige Kuller-Augen aus einem kohlrabenschwarzen Gesicht schauen mich schmunzelnd und fragend an. Ich bedanke mich und spüre deutlich, einen Tropfen Richtung Nasenspitze rinnen. Wie komme ich jetzt an das Taschentuch in der Manteltasche?

Krücken gehorchen Murphys Gesetz, das heißt, wenn man sie irgendwo abzustellen versucht, fallen sie immer um, und die Handgriffe liegen am anderen Ende. Und ich habe Handschuhe an, womit man Krücken schon gar nicht zu fassen kriegt. Hier in der Öffentlichkeit fühle ich mich lächerlich, weil ich langsam und ungeschickt bin. Mein Helfer wartet geduldig, bis ich die Handschuhe ausgezogen, die Nase geputzt und die Krücken wieder in Stellung gebracht habe.

Bei Manfred Spitzer habe ich gelesen: »Durch die Härte durch müssen, gibt Glücksgefühl.« Dieses Glücksgefühl erfasst mich nun hier draußen auf der freien Wildbahn nicht. Aber ich schäme mich nicht mehr, gebrechlich zu sein. Das hat nicht mit innerer Größe oder Stärke zu tun, sondern einfach mit der Tatsache, dass mir geholfen wird. Da bin ich noch am Lernen, dass ich nicht um Hilfe bitten muss. Sie kommt. Deshalb benutze ich auch kein Taxi, sondern lege jede Strecke mit öffentlichen Verkehrsmitteln zurück.

Auch in meiner Wohnung vermeide ich es, Sanitätshilfen wie kleine Schemel oder irgendwelche Badewanneneinsätze zu benutzen. Ich will neue Bewegungsabläufe lernen und diese in intuitive Bewegungen verwandeln. Das braucht Zeit. Ich habe Zeit. Alles geschieht in Zeitlupe. Schnürsenkel binden aus dem Stand, ohne die Füße irgendwo aufzustellen. Vorhänge von der Stange holen, waschen und zum Trocknen aufhängen. Das sind Highlights für meinen Körper. Ich bin sogar froh, dass meine Töpfe in den untersten Fächern untergebracht sind. Bücken, Strecken, Greifen, Gewicht Verlagern werden bei mir zu so etwas wie sakralen und sehr bewussten Handlungen. »Übung im Alltag« ist mein Hauptprogramm, und die eigene Wohnung, die man selber bestellt, ist *der* ideale Therapiegarten.

Freilich drohen noch immer dort Gefahren, wo ich sie nicht erwarte. Wenn ein Kieselstein auf dem Asphalt liegt und mich zum Stolpern zu bringen droht, geht das Erschrecken wie ein Blitz von den Füßen zum Gehirn. Schwierig wird es auch, wenn eine Treppenstufe zu hoch ist. Dann gehe ich manchmal auf allen Vieren, bis ich mich wieder aufrichten kann.

Schlimm ist die Begegnung mit Hunden. Mit diesen Viechern, die meines Erachtens sowieso nicht in die Stadt gehören, muss ich mich nun strategisch auseinandersetzen. Krücken scheinen sie offensichtlich besonders stark anzuziehen, weil das »vierfüßige« Feindbild in aufrechter Haltung noch nicht in ihrem Genom verankert ist.

Einmal kommt eine ältere Damen, selbst kaum gehfähig, mit zwei bellenden und in keiner Hinsicht erzogenen mageren Kläffern an langen Leinen in meine Nähe. Ich hoffe vergeblich – sie kommen immer näher! Also nehme ich mir vor, eine dieser wie wahnsinnig an der Leine zerrenden Kreaturen mit meinem

Blick in die Schranken zu weisen. Mit einer meiner Krücken versuche ich ihn von mir fernzuhalten. Der Köter springt mehrmals an der Krücke hoch, umkreist meine Beine und verfängt sich in der Leine, sodass das zweite Tier auch noch seinen Senf dazugibt und wie wild hin- und hersaust. Die Alte, bei der ich sofort feststelle, dass sie noch mehr Herbstlaubflecken auf den Handrücken hat als ich, versucht mit zitternden Händen trotz heruntergefallener Handtasche die beiden Leinen zu halten. Ich wiederum werfe verzweifelt die Krücken weg. Plötzlich stehen die Köter still und bellen mich an. Ich halte es aus und mich einigermaßen aufrecht. Irgendwann brülle ich der Frau zu, dass in diesem Park Hundeverbot sei. Die Alte nuschelt »bleede Zwideäwuezen ...«vor sich hin, dabei ihre Handtasche vom Boden auflesend und ihre Hunde weg vom Weg in die Liegewiese zurrend.

HERINGSSALAT UND HÜFTGELENKE

An Weihnachten fahre ich mit dem Nachtzug in die Schweiz zum großen Sippentreffen, zu meinen Kindern, zu den Kindern meiner Patentochter Kinga, zu den Verschwägerten, Verliebten, Gatten, Geschwistern, Kindeskindern, und zu Heringssalat und jenen legendären Nuss- und Mohnstollen, die meine ungarische Schwägerin Izabella jedes Jahr noch leckerer, noch saftiger und kalorientriefender hinzaubert. Als ich mich in diesem Vertrauten, Zyklischen, von keinerlei Leistung abhängigen Dabeisein und Dazugehören einfinde, vergesse ich zum ersten Mal im Wachzustand für Stunden die emsigen Ameisen und überhaupt meine Behinderung.

In diesem kleinen privaten Frieden kommt meine Tochter Meret auf mich zu, nimmt mir vorsichtig die Brille von der Nase, holt ein Papiertaschentuch aus der Jackentasche, haucht beidseitig auf die Brillengläser und putzt sie. Zweimal hält sie die Gläser gegen das Licht der Baumkerzen, putzt nochmals nach, ist dann zufrieden und setzt mir die Brille wieder auf, dabei ernsthaft wie eine Optikerin den richtigen Sitz kontrollierend.

Es ist eine mütterliche Geste meiner Tochter, die nichts mit meiner körperlichen Beschädigung zu tun hat. Es kommt mir vor wie ein nun fälliger Austausch der Hinwendung, der, wenn man bald siebzig wird, seinen Anfang nehmen darf. Tränen verschleiern meine Sicht. Ich bin selig.

In der Welt draußen finde ich mich ganz gut zurecht, selbst bei Schnee und kräftigen Windböen, weil Hetze und Hast nicht mehr zu meinem Betriebssystem gehören. Ich kann sogar um mich schauen. Meine Wahrnehmung ist nun geschärft für Leute wie mich in der Öffentlichkeit. Überall entdecke ich Menschen mit größeren oder kleineren Handikaps. In der Straßenbahn merke ich sofort, ob sich unter den Passanten ein Blinder oder ein Lahmer befindet. In den Museen sehe ich mehr Rollstuhlfahrer als je zuvor in meinem Leben. Von gegenüberliegenden Gehsteigen wird mir quasi als Versehrtengruß mit Krücken zugewinkt. Einmal ruft mir ein älterer Herr über die Schulter zu, dass er »schon die Zweite« habe. Damit ist wohl nicht eine Ehefrau, sondern eine künstliche Hüfte gemeint. Ich korrigiere das Missverständnis nicht.

Wieder zurück in Wien, wird das Arbeiten an mir im Lauf der Monate nicht weniger. Und manchmal ist mir, als käme allein das Wiederherstellen der Funktionstüchtigkeit meiner unteren Körperhälfte dem Durchschreiten eines ganzen Kontinentes gleich. Es ist, als müsste ich alle Stadien vom Schwimmen in der Fruchtblase bis zur Entlassung in die erwachsene Selbständigkeit im Zeitraffer nochmals durchleben.

Und dennoch will ich gar nicht glauben, dass zwischen dem Erwachen auf der Beobachtungsstation in der Neurochirurgie und meinen Tänzchen, die ich jetzt täglich zwischen Schreibtisch, Gummibaum und Sofa hinlege, nur neun Monate vergangen sind. Langsam und eben doch wunderlich schnell installiert sich jede einzelne verlorengegangene Funktion neu.

Mein rechter Fuß kann neuerdings Temperaturen spüren. Auch die Drüsen gebärden sich weniger unsinnig. Und es haben sich die einstmals entgleisten Feuchtigkeitsbahnen an Pobacke, Oberschenkel und Kniekehle ihrem physiologisch richtigen Ort angenähert. Noch später stelle ich fest, dass sie trockengelegt worden sind.

Weiterhin muss ich im Modus »Alltagsfortbewegung« in jeder Sekunde aufmerksam sein. Noch bin ich nicht so weit, dass alles einfach von alleine geht. Jede Bewegung will gedanklich genau begleitet sein. Jede noch so kleine Aufmerksamkeitslücke in meinem eigenen Tun verursacht mehr als nur Schönheitsfehler. Ich muss alle Bewegungen unaufgeregt und richtig einschätzen, das aber immer blitzschnell, da ich nicht mehr im Schonraum bin, sondern umgeben von Menschen und vielem anderen..

Etwas Ähnliches geht beim Musizieren vor sich, wo man sich einerseits auf das eigene Spiel konzentrieren und sich gleichzeitig in der Gruppe zurechtfinden muss. Genau diese multiple Aufmerksamkeit stimuliert gewisse Areale im limbischen System unseres Gehirns, wo vor allem die Emotionen verarbeitet und zu anderen Hirnfunktionen weitergeleitet werden. Ich meine, dass es auch mit so etwas wie einer Sensibilität für die Energievorgänge zu tun hat, die man nicht mathematisch, sondern mit dem Instinkt zu meistern hat. Bezogen auf meine jetzige Wiedereingliederung ins Normalleben – die noch viele Jahre dauern wird! –, bedeutet das, dass ich mich unermüdlich und gnadenlos korrigieren muss, egal wie lange es dauert. Auch in der Öffentlichkeit.

WELCOME TO ALL
THE PLEASURES

Eines Morgens höre ich im Radio Henry Purcells »Welcome to all the pleasures«. Ich nehme es wörtlich. Ich gönne mir einen Besuch im Baumarkt mit anschließendem Bärlauchpflücken im Wald. Solche Supermärkte für den Heimwerker treiben meinen Adrenalinspiegel rasanter in die Höhe als Shoppen in Kleiderboutiquen. Was es da alles gibt an Nägeln, Schrauben, Haken, verschiedenen Leimsorten, Brettern, Bohrern, Kabel und Spezialfarben. Für jeden Wunsch und jede Lebenslage scheint es irgendeine kluge, praktische Erfindung und Lösung zu geben. Und bei jedem Besuch gibt es wieder etwas Neues zu entdecken.

Im Moment benötige ich lediglich ein schwarzes Isolierband. Die von Sabine einstmals mit Pflaster umwickelten Handgriffe an den Krücken sehen mittlerweile wie kostbare Textil-Funde aus archäologischen Grabungen aus. Ich werde schnell fündig, und der nette, kundige Verkäufer macht sich sogleich daran, die verklebte, verfilzte und mittlerweile unappetitliche und dicke Pflaster-Klebeschicht durchzusägen und von den Handgriffen zu lösen. Er tut das mit einer Minisäge, die ich zur Erinnerung auch gleich kaufe. Zu Hause zersäge ich damit den Schweizer Gruyèrekäse in mundgerechte Stücke.

Vom Schrauben- und Fugenkitt-Paradies fahre ich mit dem Bus bis zur Endstation. Schon nach wenigen Metern auf dem

Waldweg rieche ich den Bärlauch. Ich beschleunige meinen Schritt. Und da ist er schon, der dichte grüne Teppich von frischen Blättern, der sich zu Füßen der Buchen weit den Hügel hinauf erstreckt. Dieser Anblick ist für mich seit meiner frühen Jugend der Inbegriff von Frühlingserwachen. Ein Jauchzer entfährt mir. Ich kann also ohne fremde Hilfe mitten hinein in die Natur. Ich lege die Krücken an den Wegrand und lasse mich auf den Boden gleiten. Zwei Plastiktüten fülle ich mit den intensiv duftenden Blättern, ohne mich bücken zu müssen. Ich sammle einfach aus der Sitzposition ein, was um mich herum wächst. Die Ernte ist reich. Sie müsste für mindestens dreißig Portionen Pesto ausreichen. Zeit nach Hause zu gehen.

Aber wie? Ich kann nicht mehr aufstehen. Ich sitze fest im Bärlauch. Leichtsinnig, mich niedergelassen zu haben! Alles an mir ist nun stocksteif und taub und gehorcht nicht mehr meinem Willen. Ich bin nicht einmal mehr in der Lage, die Krücken zu mir zu holen. Wobei die mir auch gar nichts genützt hätten, da sie nicht beim Aufstehen helfen können. Ich sehe mich um, ob jemand in der Nähe ist. Da ist niemand. Also heißt es warten.

Es ist ja bald Feierabend, Happy Hour für Jogger. Immerhin kann ich die beiden Plastiktüten im Rucksack verstauen. Die langsam von der Erde heraufkriechende Kühle vermag mir noch nichts anzuhaben. Von meinem Vater weiß ich, das hat er mich schon im Kindesalter gelehrt, dass die Höhlenmenschen Bärlauch als Medizin gegen Rheuma gegessen haben. Also schadet die Kühle nicht. Aber um mich herum beginnt es immer intensiver zu stinken. Die geknickten Blätter, auf denen ich sitze, lassen ihre intensiven Säfte fließen. Aufmerksam verfolge ich den Sonnenstand. Wo sind die Jogger? Da ist kein einziger Jogger! Nur ganz weit unten sehe ich zwei Biker.

Ich rufe und wedele mit den Armen. Sie reagieren nicht. Wie sollten sie mich auch wahrnehmen mit ihren Chitin-Panzern aus dicht anliegenden Sonnenbrillen, hautengen Bikerdresses und stromlinienförmigen Kopfhelmen, die ich Sextöter nenne! Jetzt rächt sich mein Zynismus: Sie wollen mich nicht sehen, denke ich!

Mit erstaunlichem Tempo radeln die beiden an Heuschrecken erinnernden Körper die Steigung hinauf. Als sie sich ungefähr zehn Meter von meinem Sitzplatz befinden, schmeiße ich in meiner Not den Rucksack auf den Weg. Sofort steigen sie vom Rad, packen mich von zwei Seiten und stemmen mich in die Höhe. Den Gestank, der wie aus Hexenküchen und Teufelslaboratorien gen Himmel steigt, scheinen sie nicht zu bemerken. Ob ich Begleitung benötige? Ich winke ab.

Es dämmert bereits, und ich erreiche erleichtert den Bus. Drinnen verströme ich breitflächig eine Bärlauchfahne. Scham überschwappt mich. Ich steige aus, humple im Dunkeln nach Hause und mache mich an die Zubereitung der Pestos.

Nach der Bärlauch-Geruchsdusche treibt mich die Sehnsucht nach Wohlgeruch am anderen Tag in die City. Ich will in der Import-Parfümerie irgendetwas Feines kaufen. Ich staune ob der Überfülle von Düften, angeboten unter Labels von Tennisspielern, Fußballergattinnen und Hollywoodschauspielern. Und wie immer, wenn zu viel Neues angeboten wird, gehe ich auf die Suche nach dem Altbewährten: Chanel No. 5. Das ist ein weiter Weg.

Es ist still in diesem durchgestylten Raum, eine erlesene Komposition zwischen Glasschränken, sanftem Hintergrundlicht und ein paar wenigen diskret platzierten Spiegeln. Ich wandle äußerst vorsichtig zwischen den Regalen, um zu verhindern, dass ich aus Versehen mit einer meiner Krücken so einen kostspieligen Flakon herunterhole. Elegant gekleidete und tadellos frisierte Damen beraten mit leisen Stimmen die Kundschaft. Da passiert es. Ein Furz. Ein gewaltiger.

Flatulenz nennt man dieses unbeabsichtigte Entladen heftiger Winde. Mein Kopf versucht, es humorvoll zu nehmen. Denn hat dieses Wort nicht eine verblüffend ähnliche Klangnote wie ganz exklusive Parfümmarken? Ist ihrem Duftmix nicht auch immer etwas Wildes beigemischt, um auch, aber natürlich in erlesener Dezenz, das Tierchen in Frau und Mann anzusprechen? Dieser witzige Einfall rettet mich aber nicht wirklich.

Auf solche unkontrollierbaren Blähungen hat man mich schon in der Reha vorbereitet. Es soll eine vorübergehende Erscheinung sein, bis sich alle Nervenbahnen richtig eingerichtet haben. Aber jetzt ist sie da, diese Flatulenz, quasi zeitgleich zum Bärlauch. Ich schäme mich über alle Maßen. Unauffällig schaue ich mich um. Da ist kein Aufruhr. Ich befürchte dennoch, dass sich eine gigantomanische, verdächtige Wolke um mich bilden könnte. Ich sehe sie nicht, aber es stinkt. Es stinkt, als hätte ein Aktivist der Occupy-Bewegung Buttersäure unter der Kasse deponiert.

Eine der beiden Parfümberaterinnen blickt kurz auf, schaut um sich. Ich bemerke kein Beben ihrer Nasenflügel und auch kein Stirnrunzeln. Es stinkt noch immer. Ich überlege, ob ich mich rückwärts gen Ausgang verdrücken soll. Oder merkt man dann erst recht, dass ich diejenige bin ... ?

Plötzlich klopft ein kleiner Kobold bei mir an. Er flüstert Unflätiges in mein Ohr. Da verflüchtigt sich die Scham, und ich erkenne, dass an diesem überzüchteten Hort der Eitelkeiten meine Gase aus der Ursuppe eine aufrührerische, widerständige, soziopolitische Komponente hat. Die Reichen und Schönen ein bisschen anzustinken schadet nicht, und wenn es denen nicht passt, sollen sie lernen, »die Winde des Feindes zu mögen«. So lautet nämlich eines der ältesten chinesischen Sprichwörter.

Das mit den Duftnoten hat nun eine Balance gefunden. Im aufrechten Gang bewege ich mich Richtung Ausgang. Chanel No. 5 lasse ich mir von meinem Mann schenken.

FEINSCHLIFF AM AUFRECHTEN GANG

Die Therapeuten und Mediziner haben mir immer wieder geraten, die Arbeit nicht nach nur einer Methode, Theorie oder Technik in Angriff zu nehmen. Deshalb will ich möglichst viel Neues kennenlernen. So nutze ich die offiziell von der Krankenkasse großzügig angebotenen verschiedenen Coachings aus allen Himmelsrichtungen. Das befriedigt nicht nur meine Neugierde, was man mit dem Körper alles anstellen kann, es bringt mich auch in physiologische Welten, die mich durch die verschiedenen Herangehensweisen die Komplexität der »Schöpfung« am eigenen Körper erfahren lassen.

Jeder, der mich ein Stück begleitet, schenkt mir ein Stück von seiner Weisheit, so unterschiedlich die Ansätze sein mögen. Nichts widerspricht sich, sie stellen sich nicht gegenseitig in Frage. Es entsteht eine immer länger werdende goldene Kette von filigranen Gliedern, die sich verschränken mit dem Vorangegangenen und das Nächste anbinden.

Ich arbeite nun am »Feinschliff«, die Methoden unterscheiden sich nur punktuell. Das Ziel ist immer dasselbe. Lustvoll verabrede ich Termine. In meiner ersten Physiostunde bei Ars Medica, unmittelbar in meiner Nachbarschaft, sagt die Therapeutin, als ich ihr meinen Werdegang skizziere:

»Alles, was man Sie gelehrt, alles, was man Ihnen gesagt

und an Ihnen gewirkt hat, ist gut. Ihr derzeitiger Zustand ist dennoch ein Wunder.«

Dann gehen wir an die Arbeit. Ihr entscheidender Beitrag neben vielen Finessen in Sachen Balance und Stärkung der Muskeln und dem Herstellen einer Verbindung zwischen körperlichen Symptomen und deren psychischen Entsprechungen ist ihr Credo über den »richtigen Stuhlgang«.

Zum ersten Mal in meinem Leben höre ich davon, dass ich, um den Darm zu entleeren, meinen Oberkörper in einer leichten Schräge bequem nach hinten neigen, wenn es die Umstände erlauben, sogar mit den Schultern am Spülkasten anlehnen darf. Wenn ich gleichzeitig meine Wirbelsäule vom Nacken bis ins Steißbein in eine sanfte, mehr gedachte, als ausgeführte Rundwölbung bringe, sind meine inneren Organe in idealer Abfuhrstellung. Das ist, mechanisch gesprochen, die Gegenposition dessen, was ich damals bei meinem »Fall« praktiziert hatte, und es ist auch konträr zu jener Körperstellung, die Frank Zappa auf seinem berühmten »Toiletten-Poster« einnimmt! Also, *der* macht es ganz falsch! Die Sache leuchtet ein.

Seit dieser Erleuchtung missioniere ich rundherum über das optimale Hergeben des schon Verdauten, dessen, was nach Befreiung strebt, kurzum, über den richtigen »Stuhlgang«.

Jasmin, Freundin meiner Tochter seit Kindergartentagen und seither auch meine Freundin, schenkt mir ein Personal-Coaching in ihrem Institut »Pilateszone«. Dieses Geschenk nehme ich anlässlich meines nächsten Besuches in Zürich gerne an.

Ich humpele mit den Krücken zu ihr. Jasmin schaut mich drei Sekunden lang von oben bis unten an, tastet mit ihren Fingerbeeren meinen Kontakt zum Boden ab. Dann sagt sie:

»Weg mit den Krücken, auch in der Öffentlichkeit! Weg mit den orthopädischen Schuheinlagen! Und ab jetzt gehst du, wann immer möglich, mit nackten Füßen, ideal wäre auf Kies und Steinen.«

Ich halte das für unmöglich und sage es ihr auch. Sie antwortet nicht, behält unbeeindruckt ihr ägyptisches Nofretete-Lächeln. Ich ziehe Turnschuhe und Socken aus. Dann werde ich zu den Henkersgeräten geführt. Diese sehen mit ihren Sprung- und Spannfedern und Karabinerhaken angsteinflößend und eher nach Bodybuilding aus. Das ist eine falsche Einschätzung.

Es geht hier nicht um Kraft – starke Muskeln seien nicht unbedingt intelligente Muskeln, sagt Jasmin. Es gehe vielmehr um die sensibilisierte Wahrnehmung meines Körpers im Raum, »Propriozeption« (Eigenempfindung) genannt. Ich werde gestreckt, gespreizt, gedehnt, gebeugt, mit Gewichten und Bandagen millimeter- und grammgenau in jene Richtung geführt – nicht gedrängt, wie beim bloßen Krafttraining –, die mich in den »Vollbesitz meines eigenen Körpers« bringt.

Wieder einmal funktioniert das angestrebte »Wohnen im Körper« über Bildgebungen. Als hätte sie einen Röntgenblick, beschreibt und illustriert Jasmin das Spektakuläre und Komplizierte im Zusammenspiel von Muskeln, Knochen und Nerven und, davon höre ich zum ersten Mal, von Faszien. Das sind die festen Bindegewebsschichten, ein Netzwerk, das den Körper zu einem Ganzen zusammenfügt und zusammenhält. Dazu benutzt sie Bilder aus dem Alltagsleben, sodass das Gehörte ohne Umwege über das Denken Sinnesreize nach oben sendet und sofort seinen »Fußabdruck« in meinem Gehirn hinterlässt.

Was mir aber den größten Eindruck macht, ist ihre bewusst eingesetzte Verbindung mit mir und jenen Stellen an meinem Körper, die geheilt werden wollen. Ihr Anliegen ist, nicht bloß als gnadenloser Coach mit ihrem rationalen Wissen über den Mechanismus des Körpers zu therapieren, sondern immer mental, emotional, spirituell und ohne Bewertung, eher mit »heilender Bildgebung«, mit dem Patienten an ein und demselben Ort zu sein, um gemeinsam und also mit doppelter Energie gezielt auf und an der versehrten Stelle wirken und gestalten zu können. Durch dieses Eins-Sein mit dem Patienten tritt Veränderung ein. Das ist Networking auf feinstofflicher Ebene.

Es wird aber nicht nur »an mir getan«, ich muss auch tun. Wenn zwei vegetative Systeme miteinander in Resonanz treten, erfolgt Heilung. Der Effekt dieses Mitempfindens, dieser Verbindung mit dem anderen, ist sofort spürbar. Bis dahin unberührte Zonen beginnen zu atmen, ich meine zu wachsen, und mir scheint, als könnte ich die Zehen am rechten Fuß zum ersten Mal so richtig spüren und bewegen.

Ich verspüre große Lust, die Krücken aus dem Fenster im fünften Stock zu werfen. Ich halte mich zurück.

Lediglich die Schuheinlagen, die mittlerweile aussehen wie ungesäuerte Brote aus alttestamentarischen Zeiten, werde ich im Abfalleimer entsorgen. Für den Heimweg nehme ich die Krücken unter den Arm und spaziere im aufrechten Gang am Ufer des Zürichsees entlang. In jenem Areal, wo sich nachts die Obdachlosen eine kurze Pause vom rastlosen Umherirren gönnen, lehne ich die Krücken an eine Parkbank. Ich blicke nicht zurück.

Zwei Monate später feiert Jasmin ihre Hochzeit. Ein großes Fest. Ich kaufe mir Schuhe mit hohen Absätzen. Und tanze bis in die Morgenstunden. Die Erinnerung daran, wie man auf solchen Schuhen geht und sich bewegt, ist nicht ausgelöscht in meinem Gehirn.

Davor liegen aber noch acht Wochen in Wien mit vielen Experimenten. Ich mache immer ausgedehntere Spaziergänge. Auf einem dieser Spaziergänge entlang der verschiedenen Badewiesen an den Gestaden der Alten Donau entdecke ich, fast vollständig überwuchert von Efeu und Geißblatt, eine nur noch an zwei Ecken befestigte Blechtafel mit der Aufschrift: »Versehrten-Sportklub Wien«.

Das ist doch etwas für mich, denke ich und versuche das große Gartentor zu öffnen. Vergeblich. Ich äuge durch die Gitterstäbe und stelle fest, dass da nur Niemandsland ist. Reste von verrottetem Mobiliar, wahrscheinlich seit mehr als fünfzig Jahren den Elementen ausgeliefert. Schade. Ein verfallener Versehrten-Sportklub ist offensichtlich die falsche Richtung für mich. Ich gehe weiter und nehme mir erneut vor, nur nach Vorwärts zu blicken und nach Neuem Ausschau zu halten.

Neu ist das Gehen ohne Krücken. Ich muss jetzt, ohne die Gehhilfen, die bei anderen Menschen automatisch Vorsicht suggerieren, andere Signale an die Umwelt aussenden. Ich muss mich in einer neuen Choreografie bewegen, sodass meine Richtung für andere allein aus meinem Gang sichtbar wird, sonst fehlt der Fluss des Miteinander-, Nebeneinander- und Hintereinandergehens, und ich würde dauernd an jemanden anstoßen.

Diese Errungenschaften, gelernt beim Gehtherapeuten Johannes Gierschik, nützen indes nichts, wenn ich plötzlich von einer auffallenden Erscheinung abgelenkt werde. Einmal, auf dem Weg zum Halal-Imbiss, der ortsbestes Lammfleisch serviert, kreuzt mich ein junger Mann. Ich gehe weiter, drehe mich aber nach ihm um.

In den Bann gezogen von einem, wie mir vorkommt, aus der Steiermark. Rosa Haut, eher schüchternes Gesicht mit schmalen Lippen und kleinen grauen Nadelknopfäuglein weisen in diese Gegend. Aber dann kommt es: Auf seinem Kopf sitzt eine Afrofrisur mit Dreadlocks, bei jamaikanischen Rastasängern ein furchteinflößendes Attribut. Von seinem Kopf hängen sieben verfilzte Zöpfe in Länge von mindestens einem Meter und in sämtlichen Regenbogenfarben. Ob der originellen Kulturmischung schaue ich ihm so lange über meine Schultern nach, bis ich im Weitergehen gegen ein Verkehrszeichen knalle. Der Aufprall ist so arg, dass ich stürze.

Instinktiv falle ich weiter, versuche zu rollen, bis ich in einer fließenden Wellenbewegung wieder in die Senkrechte gelange. Die mir helfen wollen, sind verblüfft, ich auch. Mein Mantel ist nur ein wenig staubig, ich habe keine Schmerzen. Und ich höre aus Johanna Spyris »Heidi« das Fräulein Rottenmeier, das gnadenlos »Das kommt davon!« aus ihrem schmallippigen Mund schiebt.

DAS HEILENDE IN DER KUNST

Theatersaison kurz vor der Sommerpause. Rushhour. Die Straßenbahn bleibt vor einer Ampel stehen. Zufällig direkt vor dem Theater Basel, ich bin gerade mal wieder in der Stadt. Über dem Eingang läuft ein Schriftband in grellen Farben. Ich habe genügend Zeit, den Text zu entziffern. Dieser wirbt für die erfolgreichste Produktion der vergangenen Saison. Text: »Preisgekrönter Trash«. Ich finde keine Ablenkung für mein Ohnmachtsgefühl. Wahrscheinlich gehöre ich zum alten Eisen. Das kann ich aushalten. Verzagtheit und Resignation sind nicht mehr mein Programm, auch wenn die Theater und Feuilletons »schräg«, »frech«, »wüst« für das höchste Qualitätskriterium halten.

Ich weiß, dass Ordnungen und Weltbilder, die über die Kunst zum Ausdruck kommen, immer und in erster Linie verankert sind im Zeitgeist der kollektiven Wertevorstellungen. Aber ich weiß auch, nie so deutlich wie gerade jetzt, dass die Kunstgattung Theater die anfälligste Gattung für nichtssagende Modeerscheinungen ist.

Ich vergegenwärtige mir, immer noch in der überfüllten Straßenbahn sitzend, einmal mehr und sehr dankbar, welch genesende, wundersame Wirkung meine Kunsterlebnisse auf meine Krankengeschichte gehabt haben. Da war oft Erheiterndes,

Anfeuerung zu mehr Mut, wenn ich drohte abzusinken. Die Symbolik in der Kunst hat mich in dieser »einbandagierten Zeit« befreit, aufgerichtet, ganz so, wie es Joseph Beuys unermüdlich versucht hat darzustellen mit seinen Installationen. Lebendige Ergriffenheit ist also noch immer, auch in meinen nun besseren Zeiten, *das* eigentlich Revolutionäre.

Ich halte nicht viel von Kunst, die ins Politische eingreifen will. Wovon ich indes überzeugt bin, ist, dass Kunst, die aufrüttelt *und* aufrichtet, Menschen vom Objekt zum Subjekt wandeln kann. Dabei bleiben wir immer gesellschaftliche Wesen.

Wenn in der Kunst, eigentlich meine ich vor allem die Sprechbühne, die Aussage zur Farce und darauf reduziert wird, wie scheußlich, doof und ungerecht diese unsere Welt ist, dann ist das zu harmlos! Weil nichts erzählt, nur demonstriert wird.

Wenn im Dunkel nicht irgendwo ein Lichtschimmer ist, nirgends ein Zeichen zu entdecken ist, das mich dorthin führt, wo es einen möglichen Ausweg aus der Düsternis gibt, wenn keine Geschichten erzählt werden, nirgends das Moment der Wandlung aufblitzt, berührt mich dieser Kunsterguss nicht. Es ergreift mich nicht und führt mich nicht aus der erstarrten Ohnmacht, um in den Lauf der Dinge in meinem konkreten Leben aktiv und angstfrei einzugreifen.

Wenn man Schönheit in der Kunst als Kampfansage an die »Hässlichkeit des Inhumanen« (Hans Werner Henze) versteht, ist diese ja nicht zu verwechseln mit Harmonischem, Hübschem und Besänftigendem. Vielmehr liegt diese Schönheit im kompromisslosen und leidenschaftlichen Aushalten der widersprüchlichen Affekte.

Ich komme zu dem Schluss: Wer das Schöne nicht aushält, ist zu bedauern. Und da sind wir wieder bei der Neurologie, weswegen ich mich immer wieder bei dem Thema Kunst aufhalte. Trash klinkt sich nicht ein in den Schaltkreis des Mitfühlens. Trash senkt sich wie schwarzes Blei über unsere Psyche und entlässt uns ins Bodenlose. Denn das habe ich in den langen Monaten seit meinem »Fall« gelernt: Weiter hinabzustürzen, das verhindert jede Möglichkeit der Heilung. Diese findet auf neurologischer Ebene ihren Niederschlag im Bilden von elastischen, synaptischen Verbindungen zwischen Neuronen und dem regen Aussenden von Botenstoffen. Wenn die Neuronen unterwegs sind in unserem Gehirn, das ist *die* Voraussetzung für das Mutmachende, für das Neue oder Kühne. Und das kann Kunst bewirken.

So habe ich es erfahren während der letzten Monate. Das aktive Umgehen mit meinem Fundus der abendländischen Kultur hat viel zur Heilung beigetragen. Daneben waren das Mitgefühl meiner Angehörigen und Freunde und die vielen helfenden Angebote aller in Klink und Reha *die* tragenden Säulen.

Bilder, Assoziationen, einfach dieses Eintauchen in Reichtum, Macht und Magie der Kunst und Kultur, vielleicht nur das kindliche Summen von ein paar Takten, solche Fantastereien vermochten Unruhe oder Mattigkeit aufzulösen und mich in einen Zustand der Gelassenheit hineinzuführen.

Das alles hat »gewirkt an mir«. Die Botschaften und die ordnende Kraft aus der Welt der Kunst, die alle auch von Schmerz, von Dämonischem und von Leid erzählen, haben eine direkte Verbindung hergestellt zwischen fiktiven Sehnsuchtsorten und dem Ganz-bei-mir-Sein. Und das wiederum hat den entscheidenden neurologischen Effekt in meinem Gehirn ausgelöst, hat mich meilenweit weggerückt vom Hadern und meine Welt neu geordnet. Geschichten erzählen rettet unsere Seelen, wie wir aus »1001 Nacht« wissen.

»Jener entwerfende Geist, welcher das Irdische meistert, liebt in dem Schwung der Figur nichts wie den wendenden Punkt.« Das hat Rilke formuliert und entspricht meiner Wende zur neuen Ordnung. Katharsis haben die Griechen das genannt. In dieser Reinigung und anschließenden Wandlung liegt das Potenzial für Wachstum und Veränderung, sei es auf seelischer oder kollektiver Ebene.

Mir gefällt viel im heutigen Kunstbetrieb nicht. Dennoch finde ich dort immer wieder Trost. Von »Trost« wagt man ja heutzutage im Zusammenhang mit Kunst oder Philosophie gar nicht mehr zu reden. Ich sage es dennoch: »Ja, ich habe in der Kunst auch Trost gefunden.« Trost ist nichts Sentimentales, Undefinierbares. Trost ist dann Sinn stiftend, wenn ich spüre, dass ich mit den Herausforderungen, die an mich gestellt werden, fertig werde und dass ich mich, trotz aller Widerwärtigkeiten, mutig auf die Zukunft hinbewegen kann. Trost vernebelt nichts, sondern stärkt.

Die Frage, weshalb Erstarkendes, Aufrichtendes, Trost und Versöhnlichkeit vollkommen unabhängig davon sind, ob ein Kunstwerk in ein Happy End führt oder nicht, habe ich in den vielen Stunden des Allein-, aber nicht Einsam-Seins in den Krankenhausbetten nie einleuchtend beantworten können.

Und jetzt, ausgerechnet hier in der überfüllten Straßenbahn und mit dem dämlichen Slogan über dem Theatereingang, finde ich eine mögliche Antwort: Entscheidend, ob das, was unter der Prämisse Kunst läuft, zu heilen vermag oder aber eben schwächt, hängt vom Kunstschaffenden und seinem Verhältnis zum Menschen ab.

Shakespeares düsterste Stücke oder Picassos »Guernica« stehen für diese meine Behauptung, weil diesen ein sehr genauer, erkennender Blick zugrunde liegt. Da wird etwas geteilt, mitgeteilt, und nichts wird bloß »behauptet«. Wir sind mit unseren eigenen Nöten, Freuden und Abgründen einbezogen ins Geschehen und mittendrin – und wir sind nicht mehr allein im Wechselbad der subjektiven Gefühle.

Als ich, noch in der Klinik, die Bach-Kantaten hörte, war es als würde mich diese Musik mit ihrem Seufzen und Jubilieren direkt etwas angehen, als wäre sie von Bach explizit für mich und mein ganz persönliches Schicksal geschrieben worden. So kann einen gute Kunst stark machen!

Schon damals, noch eingegittert in jenem von Elektronik laut dröhnenden Beobachtungssaal der neurologischen Chirurgie des Wiener Universitätsklinikums, war mir, als würden sich Engel in der Gestalt von heilenden Bildern zu mir, der irdischen Kreatur, herunterneigen. Es waren Momente von mystischen Seins-Zuständen, in denen bei mir für kurze Zeit Himmlisches und Irdisches zusammenwirkten und etwas Drittes in mir hervorbrachten. Ich musste alt und vorübergehend gebrechlich werden, bis ich diese »Dreieinigkeit« als Symbol für die Aufhebung der Polarität, die die ganze Welt prägt, endlich begriff.

HOLY SHIT

»Shit!« Nun hat es mich doch eingeholt, das auf Bühnen, in Schulräumen, beim Sport und in Rappersongs geläufigste Un-Wort! Ein Leben lang habe ich versucht, sowohl das deutsche »Scheiße« als auch die englische Version zu vermeiden und dessen Gebrauch in meiner Familie zu verbieten. Sehr zum Ärger meiner Kinder. Und jetzt das: Gründlicher kann meine Redlichkeit nicht korrigiert werden, basiert doch meine ganze Krankengeschichte auf jenem für mich legendären Shit vom 30. Juli im letzten Jahr.

Immer wieder gefragt nach der Ursache meiner Querschnittlähmung, war ich gezwungen hundertfach von eben dieser problematischen Scheißerei zu berichten. So habe ich im Lauf der Zeit gelernt, das große Pfui über alles, was ausgeschieden wird, in eine rein biologische Tatsache umzudeuten. Dass ich nun aber auch nach weit fortgeschrittener Genesung davon träume, ist mir fast zu viel.

Noch halb im Schlaf nehme ich Stift und Notizblock zur Hand, um das, was mir da eben im Traum zugeflogen ist, festzuhalten. Ich stutze ob des Inhalts. Und bin hellwach. Ich schreibe.

Der Traum: Nacht in Zürich. Die Straßenbeleuchtung ist an, obwohl es nach Mitternacht sein muss, denn außer mir ist niemand auf der Brücke, die über die Limmat führt. Rechtsseitig thront das durch Huldrych Zwinglis aufmüpfige Predigten berühmt gewordene Grossmünster. Linksseitig sitzt jenes Fraumünster, das im Jahre 1524 von der reformfreudigen Äbtissin Katharina von Zimmern aus römisch-katholischen Klauen befreit und an den Bürgerrat von Zürich übergeben wurde. Ich stehe nun in der Mitte zwischen männlichem und weiblichem Prinzip und an einem Ort der spirituellen Erneuerung – und muss wieder mal. Nur, wo soll ich meine Notdurft verrichten?

Ich sehe keine Nische, nichts, was mich abschirmen könnte. Bis zu einem WC in einem Restaurant würde ich es nicht mehr schaffen. Und jetzt kommt sie wieder, diese uralte Angst vor der Blamage. Zu meinem großen Entsetzen spüre ich, dass sich mein Darm entleert und sich das, was sinnlich und körperwarm aus mir herausflutscht, seinen Weg bis zu den Füßen hinunter sucht, als wäre es eine sich geschickt kringelnde Schlange. Zutiefst beschämt schaue ich um mich.

Weit weg halten sich ein paar Gestalten auf, die sich aber nicht mit mir beschäftigen. Da schaue ich zwischen meine Beine. Sie sind gar nicht schmutzig. Auf dem Boden liegt mein »Stink«, wie wir dieses organische Material in meiner Kindheit nannten. Sanft und ohne Aufsehen hat sich die Form gewordene Masse aus mir herausgelöst. Die Kackwurst ist weich in ihrer Konsistenz und bildet eine vollendete Spirale. Vorsichtig beuge ich mich darüber. Es stinkt nicht. Was diesem meinem jetzt locker Hergegebenen entströmt, ist wie bei Neugeborenen: der Duft nach frisch gebackenem Brot. Ich lache im Traum, jetzt beim Schreiben erst recht.

Bei Florian Werner kann man in seinem Buch »Dunkle Materie« lesen, dass Luther immer wieder »vom Heiligen Geist auf der Latrine« sprach - denn er litt ein Leben lang unter Verstopfung. Werner verwendet mehrmals den Begriff »Holy Shit«. Dafür bin ich ihm dankbar.

Mir kommt in den Sinn, was mir über die Symbolik von »Kot« aus dem Wissen der Urvölker bekannt ist. Sie sagen: Kot ist Gold. Auch hat Schmutziges in der Natur eine andere Wertigkeit. Man weiß, welch zauberhafte Flora aus dem Sumpf erblüht – wie die Lotusblume. Sie steht symbolisch für etwas Gereinigtes, Gewandeltes.

Dieser biologische Kreislauf hat seine Entsprechung auf der geistigen Ebene. Deshalb meine ich, dass die in der Alltagssprache geläufige Übersetzung von »Holy Shit« in »Heiliger Bimbam« ziemlich dürftig ist.

Ich lese gerade Jonathan Franzens Roman »Freiheit«, da stoße ich ebenfalls auf eine Shitstory mit transformatorischem Potenzial. Der widerwärtige, sich durchs Leben lümmelnde Joey verschluckt aus Versehen seinen goldenen Ehering und muss diesen dann aus der eigenen Scheiße herausholen. Und da beginnt seine Wandlung vom Arschloch zum Menschen. Gold und Shit gehören irgendwie zusammen.

Wie im Märchen. Und wie bei den Alchemisten. Das war schon immer so. Bei unseren jagenden Vorvorfahren war der Kot von Wildtieren Gold wert. Er hat ihnen die Fährte zum gesuchten Wild und somit zum Überleben gezeigt. Heute noch heißt der Tierkot in der Waidmannssprache »Losung«. Interessant ist, dass dieser Code für zweierlei steht, nämlich für »die Lösung von etwas« und auch, biologisch betrachtet, für »etwas, was sich aus etwas anderem herausgelöst hat«, und somit Anfang von etwas ganz Neuem ist.

Staunend muss ich feststellen, dass mich ausgerechnet eine von der Norm abweichende Defäkation zur *Losung*, also auf die richtige Fährte und zu etwas ganz Neuem gebracht hat.

FUSCHLSEE

In einem der Briefe, den mir die Salzburger Freunde ins Krankenhaus geschrieben haben, heißt es: »Wir bugsieren dich, egal wie auch immer, im Rollstuhl oder in der Sänfte rund um den Fuschlsee.«

Jetzt, auf den Tag genau ein Jahr nach meiner Einlieferung ins Krankenhaus, befinde ich mich auf dem Steg unterhalb des Schlosses, der am Westufer tief hineinführt in den offenen See. Aufrecht stehe ich da. Ohne Sänfte, ohne Rollstuhl und ohne Krücken. Hinter mir am Ufer warten die Freunde. Alle sind gekommen. Auch die aus Wien. Wir reden nicht viel. Sie lassen mich einfach machen.

Ich mache nichts, schaue bloß, mir scheint für Stunden, in den Himmel: keine Wolke. Ich schaue auf das Wasser, in das Türkisblau meiner Bodenkacheln im WC in Wien! Ich schaue auf die hochaufgeschossenen Schilfgräser zu meiner Linken, höre ihr Rascheln und Flüstern, das sie, sich wiegend im Wind, einander wie Geheimnisse anvertrauen. Ich schaue auf die Auen, die sich an den sanft ansteigenden Ufern sesshaft gemacht haben, ganz so, als wären sie mit einem Daumen angedrückte grüne Filzkleber. In traumähnlicher Wachheit gleitet mein Blick entlang der Wälder, die praller, lichterfüllter Sommer sind.

Dann drehe ich mich um, winke den am Ufer Stehenden zu, um die Realität wieder hereinzuholen. Wir machen Fotos, zu zweit, zu dritt, zu fünft, zu zehnt und spazieren dann zur Fischerei, die Saiblinge und Forellen über Buchenholz räuchert, die abends den Schlossgästen serviert werden. Vor dem primitiven Räucherofen, der mit dicht aneinandergereihten Fischen behängt ist, stehen drei lange, ungehobelte Holztische, davor Holzbänke.

Ich ziehe Schuhe und Socken aus und stelle mich ans Ufer. Die Kieselsteine ertaste ich mit meinen Fußballen, Fersen und Zehen, als könnte ich deren genaue Beschaffenheit durch meine Haut lesen. Manchmal fährt eines jener geräuschlosen Boote vorbei und schenkt uns mit der für sie typischen bescheidenen Verzögerung kleine Wellen, die liebkosend über meine nackten Füße schwappen.

Wir setzen uns. Auf dem Tisch stehen Literflaschen mit Grünem Veltliner. Dunkles Brot wird zu jedem Teller gelegt, auf dem schon je ein Saibling ruht. Ruhig und schön, mit einem seltsam zufriedenen toten Auge liegt er vor mir. Ohne modisch drapiertes Gemüse, einfach so, als wäre er ein Bote aus einer ganz anderen Zeit. Mit der stumpfen Seite des Messers löse ich von der Bauchseite her vorsichtig die golden glänzende Haut. Sofort bilden sich auf dem noch warmen, rosaroten Fleisch Saftperlen. Da steigt er mir in die Nase, dann tief in die Seele, der Wohlgeruch der vollkommenen Vermählung von verbranntem Holz und Fisch. Und nichts sonst.

Stunden später sind da noch die Gräten, Häute, Köpfe, Flossen, Korken, Zigarettenstummel, Papierservietten, Kassenzettel, Alupapier, Zahnstocher, ausgelöffelte Meerrettichgläschen. Wir bringen alles in die Bude, wo die Fische geschuppt und ausgenommen wurden. Junge Männer in weit über die Knie reichenden Gummistiefeln reinigen die Böden mit starkem

Wasserstrahl aus Schläuchen. Um mich ist alles nass, matschig und irgendwie rutschig.

Bevor es Abend wird, suchen wir den letzten von der Sonne beschienenen Platz am Südufer auf. Frieden rundum. Ich hebe einen flachen Kiesel vom Boden auf und werfe ihn, wie es mich mein Vater gelehrt hat, flach über den Wasserspiegel. Der erste Stein säuft ab. Der zweite trägt. Immer weitere Kreise setzend, tanzt er federnd knapp über der spiegelglatten Oberfläche und bildet in seinem Vorwärtsdrängen immer neue und nochmals neue kreisrunde Wellen, dabei immer mehr Fläche einnehmend.

Ein dritter, darauf ein vierter und fünfter Stein von rechts und links von mir zeichnen einen anmutigen Reigen von immer neuen mäandernden Ringen, die, so kommt es mir vor, den ganzen See berühren. Niemand spricht. Wir staunen. Vor uns liegt, vollkommen aus der Zeit herausgehoben, ein ständig sich bewegendes, scheinbar ewiges Sichausbreiten, so als wäre die größte Fülle im kaum Sichtbaren. Wir schauen auf das Wasser, bis die Nacht das ruhige Kreiseln und lautlose Vibrieren zudeckt.

Die Sprache der Krankheit verstehen
DER EIGENEN GESUNDHEIT VERTRAUEN

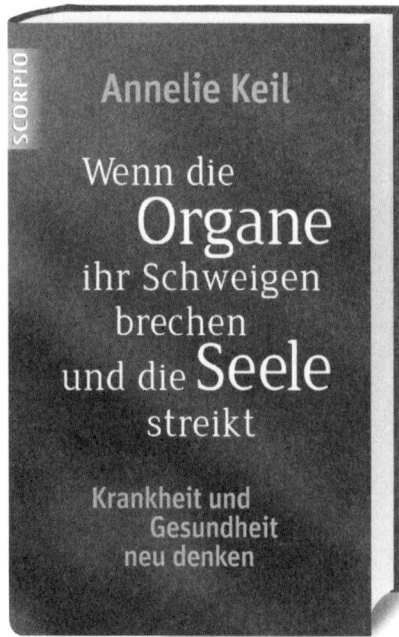

SCORPIO

Annelie Keil

Wenn die **Organe** ihr Schweigen brechen und die **Seele** streikt

Krankheit und Gesundheit neu denken

Gebunden mit Schutzumschlag 272 Seiten

ISBN 978-3-943416-82-4

Die Liebe zum Leben erfordert nicht nur die Kunst, gesund zu sein, sondern mitten im Dschungel von Diagnosen und Befunden vor allem die Kraft, den Mut und die Geduld, krank zu sein. So kann es gelingen, im kritischen Dialog mit sich selbst und den Experten die subjektiv mögliche Gesundheit zu fördern und Krankheit und Krisen in die eigenen Hände zu nehmen.